NOTES DE PATHOLOGIE EXOTIQUE

DES MANIFESTATIONS

DU

PALUDISME

SUR LES ORGANES GÉNITAUX DE L'HOMME

PAR

Le Dr GIRERD

CHEF DU SERVICE CHIRURGICAL DE L'HOPITAL CENTRAL DE PANAMA
EX-CHIRURGIEN DES HOPITAUX DE CONSTANTINOPLE
MEMBRE CORRESPONDANT DE L'ACADÉMIE DE MÉDECINE ET DE CHIRURGIE
DE NAPLES, DE CELLE DE CONSTANTINOPLE,
DE LA SOCIÉTÉ FRANÇAISE D'HYGIÈNE, ETC., ETC.

PARIS

OCTAVE DOIN, ÉDITEUR

8, PLACE DE L'ODÉON, 8

1884

DES MANIFESTATIONS

DU PALUDISME

ERRATA

Pages.	Lignes.	Au lieu de :	Lisez :
3, 4, 5, 6, 7, 8, 9, 10. 11	en titres courants	Orchiologie	Orchialgie
5	7	et Hélyie qui la fait rentrer	et Hélye la fait rentrer
6	2	tenesin	ténesme
9	14	épididyque	épididyme
9	18 et 19	paranysmes	paroxysmes
9	25	archiolgie	orchialgie
11	5	se résolva	se résorba
48	24	d'un heure	d'une heure

DES MANIFESTATIONS

DU

PALUDISME

SUR LES ORGANES GÉNITAUX DE L'HOMME

PAR

Le Dᵣ GIRERD

CHEF DU SERVICE CHIRURGICAL DE L'HOPITAL CENTRAL DE PANAMA
EX-CHIRURGIEN DES HOPITAUX DE CONSTANTINOPLE
MEMBRE CORRESPONDANT DE L'ACADÉMIE DE MÉDECINE ET DE CHIRURGIE
DE NAPLES, DE CELLE DE CONSTANTINOPLE,
DE LA SOCIÉTÉ FRANÇAISE D'HYGIÈNE, ETC., ETC.

PARIS

OCTAVE DOIN, ÉDITEUR

8, PLACE DE L'ODÉON, 8

1884

PRÉFACE

L'incrédulité qui accueillit à son début la notion des localisations paludéennes traitées dans ce travail m'a longtemps fait ajourner sa mise en librairie.

Commencé, en effet, en 1880, il allait être achevé l'année suivante, quand une circonstance heureuse m'engagea à suspendre momentanément sa publication : j'allais partir pour l'isthme de Panama, c'est-à-dire pour un pays essentiellement paludéen, et j'entrevoyais la perspective de compléter mes recherches sur cette intéressante question en y trouvant ou les éléments capables de confirmer les faits que je faisais connaître ou les moyens de constater leur erreur d'interprétation.

Depuis, une pratique de près de trois ans dans l'isthme m'a permis d'en établir assez solidement le contrôle pour que je ne craigne pas de les livrer aujourd'hui au public avec une entière conviction et sans timidité. Malheureusement le tirage des feuilles remontant à cette époque, il ne m'est guère possible d'y ajouter, comme je l'aurais désiré, les faits plus récents que j'ai observés depuis, mais je m'en excuse volontiers en présentant cette brochure comme un simple exposé de notes destinées à servir à l'histoire des localisations du paludisme dont je compte, du reste, poursuivre ainsi successivement l'étude.

« Le paludisme, dit M. le professeur Verneuil (1),

(1) Verneuil, *Du paludisme au point de vue chirurgical*, p. 3. Félix Alcan, éditeur, Paris 1883.

se range dans le cadre nosologique à côté des autres intoxications : alcoolisme, saturnisme, syphilis, etc. C'est une maladie générale constitutionnelle, une véritable propathie. »

Nous considérons également le paludisme comme un empoisonnement causé par un agent spécifique, lequel est clairement représenté par des éléments figurés microscopiques très faciles à observer.

Parmi les auteurs qui ont déjà décrit des organismes qu'ils considéraient comme cause de la malaria, seuls les travaux de Klebs et Tommasi-Crudelli, en Italie, et de Laveran, en France, méritent aujourd'hui considération.

Moi-même, à ce sujet, je décrirai dans une autre étude, ce que j'ai observé.

Mais comme j'établis « en thèse générale », que *l'intoxication paludéenne peut toujours être révélée par l'examen du sang des individus qui l'ont subie*, je vais en détacher quelques lignes.

La recherche dans le sang des éléments caractéristiques du paludisme est d'une simplicité extrême : il suffit de piquer avec une épingle la pulpe de l'un des doigts du malade, de préférence le petit, après l'avoir bien essuyé et en ayant soin de le comprimer à sa base, et de recueillir la goutte de sang qui s'en échappe sur une lamelle porte-objets. La préparation recouverte ne doit pas être trop épaisse; et il est bon d'attendre quelques minutes pour en faire l'examen.

On observe alors, au milieu des hématies, des roues dentées ayant à peu près le même volume qu'elles. Et si on fait l'examen à un assez fort grossissement, on voit que les dents de la roue sont formées par la juxtaposition de petits corpuscules globulaires qu'on trouve parfois isolés et en

suspension dans le sérum, et qui adhèrent à des
hématies vulgaires sur lesquelles ils sont simplement fixés. On voit, en effet, constamment des
globules rouges qui ne portent qu'un, deux, trois
ou quatre de ces corpuscules, soit à leur périphérie,
soit sur leur partie centrale où ils prennent alors
l'aspect de petites productions verruqueuses.

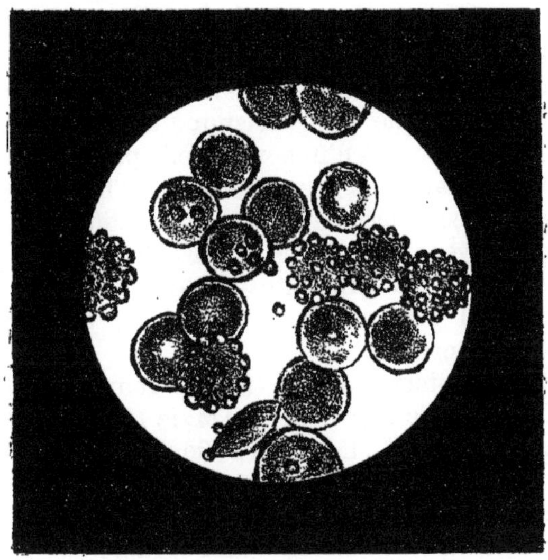

Aspect du sang chez un paludique. Oc. n° 5,
Obj. n° 10 à immersion de Vérick.

La préparation ci-dessus vue à un fort grossissement nous en donne une idée parfaitement exacte.
Elle représente le sang d'un paludique qui, depuis
des années déjà, n'a pas eu d'accès de fièvre. Dans
l'isthme de Panama, nous observions journellement
des sujets dont presque *tous les globules sans excep-
tion* offraient ainsi l'apparence de roues dentées.

Cet aspect du sang ne se rencontre que chez les individus qui ont subi l'intoxication malarique, quelle que soit d'ailleurs la date de leurs dernières manifestations. Nous avons remarqué fréquemment sa constance chez des personnes qui n'avaient eu aucune manifestation depuis de longues années, et, fait plus curieux encore, on l'observe également chez des individus qui vivent depuis quelque temps dans un pays à malaria, quoiqu'ils n'en aient encore ressenti aucune atteinte.

La présence de la roue dentée peut donc être considérée comme caractéristique de l'empoisonnement paludique à n'importe quelle période.

Considéré au point de vue général de l'intoxication paludique, cet aspect du sang (abstraction faite de ce que peuvent devenir les corpuscules qui le produisent dans les différentes autres manifestations paludiques) peut servir d'élément de diagnostic absolument certain.

Avant de terminer, je tiens à remercier bien cordialement de leur concours M. le Dr W. Nelson, mon suppléant, et MM. F. del Rio et L. Uribe, mes internes, ainsi que M. Tajan, notre pharmacien qui ont bien voulu recueillir pour moi des observations, m'aider dans les recherches micrographiques et les analyses d'urine. La plus grande partie des documents qu'ils m'ont fournis n'ont pu être utilisés ici, mais ils trouveront leur place dans un autre travail projeté ou une édition ultérieure.

CHAPITRE Ier.

Orchialgie paludéenne.

L'étude des névralgies paludéennes est encore presque toute à faire. Les observations isolées sont nombreuses, il est vrai, mais ne présentent pas, en général,
le degré de certitude nécessaire pour permettre d'asseoir les fondements d'un travail didactique définitif.

Les auteurs qui ont écrit sur les névralgies ne font,
à de rares exceptions près, mention que de la périodicité,
sans rechercher l'intoxication palustre acquise ou con-
génitale. Ils signalent d'ordinaire le résultat du traitement, sans se douter que, dans un nombre considérable
de cas, le succès ou l'échec du sulfate de quinine ne
saurait fournir un critérium étiologique certain, comme
le fait si judicieusement observer M. le professeur Verneuil.

« A la vérité, dit-il, l'insuccès du traitement spécifique s'explique bien dans les cas où la névralgie, tout
en empruntant au paludisme son type périodique, est
en quelque sorte entretenue par une lésion locale douloureuse par elle-même, une carie dentaire par exemple. »

Cette pénurie de faits concluants est surtout remarquable en ce qui regarde les névralgies paludiques des
organes génitaux.

La névralgie du testicule, par exemple, qu'elle ait été
considérée comme idiopathique ou comme symptomatique n'a trouvé que bien peu de considération parmi les
auteurs.

C'est ainsi que Curling ne lui consacre pas plus de

quatre pages, que Humphrey en parle encore plus briè-
vement, et que la plupart des autres auteurs n'ont fait
que résumer les travaux de leurs prédécesseurs ou même
en ont à peine fait mention. Plusieurs traités classiques
sont même demeurés absolument muets sur ce point de
la pathologie.

En ce qui concerne l'essence même de la maladie, le
désaccord est si complet entre les auteurs, que quelques-uns, plus spécialement Astl. Cooper et Curling,
en Angleterre, et Vidal de Cassis en France, ont décrit
deux affections distinctes, le testicule douloureux ou
irritabile testis, et la névralgie du testicule ; tandis que
les autres tels que Grisolle, Velpeau, M. le professeur
Gosselin, n'admettent pas cette distinction. Avec Curling
dont l'opinion, actuellement, est franchement adoptée
par Hammond, nous serions disposé à contester l'iden-
tité de ces deux affections. La névralgie du testicule
proprement dite nous paraît être surtout caractérisée
par les paroxysmes, séparés par des intervalles de calme
durant lesquels la douleur est augmentée par la pression,
tandis que le plus souvent pendant l'accès, non seulement cette pression n'augmenterait pas la douleur, mais
aurait, au contraire, pour résultat de la diminuer. Dans
l'*irritabile testis*, les douleurs sont continues, sans
accès, et la sensibilité est telle, que le moindre froissement la développe au plus haut degré, au point de rendre
l'examen local presque impossible. Enfin cette dernière
variété serait moins variable dans sa marche et moins
obstinée dans sa terminaison.

Ne voulant considérer ici qu'un point tout à fait spécial de la question, la recherche du rôle que joue le paludisme dans la genèse de cette maladie, nous laisserons
la question *sub judice*, d'autant plus que nos observations ne se rapportent qu'à la forme intermittente ou névralgique proprement dite.

Tout ce qui a trait à l'étiologie de l'affection n'est pas
moins incertain que ce qui regarde son essence même.
On l'a observée dans les conditions les plus variées :

Souvent la névralgie est survenue sans cause appréciable, ou bien elle s'est développée à l'occasion d'une
contusion, d'un varicocèle, d'une orchite, d'une blennorrhagie. La sensibilité morbide du testicule, dit Vidal de
Cassis, est intimement liée à l'état des fonctions géni-
tales et dépend souvent de l'abus qu'on en fait. Dans
plusieurs cas, j'ai pu voir qu'elle est consécutive à la
masturbation et à des pertes séminales involontaires.

La continence même ayant été mise en cause, le mariage aurait pu procurer la guérison à des personnes de
mœurs pures. Romberg rapporte à ce sujet l'histoire
d'un malade à qui l'on fit la castration, dont le testicule
enlevé fut trouvé parfaitement sain, les veines du cordon
seulement étant légèrement dilatées, et qui, huit jours
après l'opération, fut repris des mêmes douleurs du côté
opposé, et ne fut guéri que par le mariage.

Hammond, dans un travail récent qu'il vient de pu-
blier sur ce sujet (1), émet l'opinion que l'infection syphilitique doit en être le plus souvent responsable.

Anstie, lui, considère que c'est fréquemment une
action réflexe produite par un herpès préputial violent,
ou une concrétion cheminant du rein dans les uretères,
et rend aussi le plus souvent responsable la masturbation. Déjà, Curling avait déclaré avoir vu la maladie
produite par le passage d'un calcul, ou liée au spasme
du crémaster qui accompagne parfois les douleurs
rénales. D'autres chirurgiens ont fait dépendre la névralgie d'un trouble des fonctions digestives, et, dans certains cas, elle a paru intimement liée à la diathèse gout-
teuse.

Eh bien ! quoique tous les auteurs aient signalé, et
se soient même complu à s'appesantir sur l'extrême fréquence de la régularité des accès douloureux, nulle part
on ne voit mettre directement en cause le *paludisme*
comme pouvant les tenir sous sa dépendance.

On se borne à dire que la *quinine peut être admi-*

____

(1) Neurolog. — Contribut., 1881. Schmidt's Jarbucher. N. B. 1881.

nistrée avec avantage, sans s'engager plus avant dans cette voie. Cependant, il nous a paru manifeste que, dans quelques-uns des cas publiés, on aurait bien pu faire jouer au paludisme un rôle étiologique plus manifeste et plus important.

Nous le savons très bien, l'intermittence n'est pas un caractère pathognomoniqne du paludisme, et on la rencontre dans les affections les plus diverses. De même, le succès de la quinine dans l'intermittence ne saurait être élevé à la hauteur d'un critère infaillible. D'autre part, la malaria a des allures si variées, si trompeuses, qu'elle déroute souvent l'observateur le plus prévenu. Mais ce ne sont là que des difficultés de la clinique, et quelque malaisé qu'il soit d'assurer le diagnostic, il est cependant des circonstances où il est difficile de commettre une erreur.

Tels sont, par exemple, les faits observés par M. Lécard, et qu'il signale dans la relation de deux épidémies de dyssenterie saisonnière, d'origine paludéenne, observées à La Rochelle. Cherchant la moyenne des journées de traitement dans l'épidémie de 1873 et dans celle de 1874, il explique la différence accentuée qu'il trouve entre les deux par « l'existence dans la dernière des névralgies concomittantes, par la persistance de quelques-unes d'entre elles, notamment de névralgies iléolombaires, vésicales et même testiculaires (1) ».

Or, cherchant à éclairer l'étiologie de cette épidémie, M. Lécard dit dans un autre paragraphe : « Je tiens de M. Chaumont, vétérinaire au 1ᵉʳ et au 2ᵉ d'artillerie, qu'aux époques du règne de la dyssenterie épidémique chez les hommes, l'état sanitaire des chevaux laisse également à désirer, que bon nombre de ces animaux tombés malades, en 1873 comme en 1874, se sont montrés porteurs d'affections graves (fièvres intermittentes à tendance pernicieuse, fièvre rémittente avec ictéritie, etc., qu'il attribue, lui, au voisinage des marais de Lafond,

____

(1) *Recueil de mèm. de méd. milit.*, t. XXXI, p. 576.

aux eaux desquels les chevaux vont s'abreuver. et sous le
vent desquels le vent se trouve placé lorsqu'il souffle de
l'Ouest (1) »..

Quelques auteurs semblent avoir décrit cette névralgie sous le titre de *névralgie du plexus lombo-sacré*.
M..Neucourt en a donné une bonne description dans les
Archives (1858), et Helye qui la fait rentrer sans hésitation dans les expressions de la diathèse paludéenne.
Voici les termes dans lesquels il en parle (2) : « Elle attaque la moitié inférieure de la paroi abdominale antérieure, l'aine, la vessie, l'urèthre, le testicule, le périnée,
le rectum. Chez un épicier et un cuisinier d'Aïn-Teman-
chou, je la vis succéder à une fièvre intermittente,
qu'elle remplaça. Elle fut d'une continuité parfaite chez
les deux.. On connaît les douleurs atroces qu'elle déter-
mine dans la paroi abdominale, du côté de la vessie, de
son col, de l'urèthre : la vessie et l'urèthre ne peuvent
plus supporter le contact de l'urine, souvent émise
goutte à goutte, au fur et à mesure qu'elle tombe des
uretères. »

« Parmi les symptômes de la névralgie des branches
collatérales du plexus-lombo-sacré, il en est un fort important. Voici en quoi il consiste : la partie inférieure
de l'intestin est sans cesse agitée de mouvements con-
vulsifs péristaltiques, lesquels donnent au malade la
fausse sensation d'un besoin d'aller à la selle continuel;
ce besoin, il essaie, mais en vain, de le satisfaire, car
l'intestin est vide et sec.. Je ne suis pas encore fixé sur
un point important : la paroi rectale est-elle épaissie,
comme dans la dyssenterie? Quoi qu'il en soit, nous voyons
ici un mouvement pérystaltique convulsif, une fausse
sensation du besoin de vider l'intestin, symtômes qui
sont communs à notre névralgie et à la dyssenterie. »

« Dans la névralgie, la nature du trouble est évidente.

(1) *Recueil de mém. de méd. milit.*, t. XXXI, p. 571.
(2) Hélie. De la maladie en Algérie et dans les pays chauds. V. Ro-
zier, éditeur, Paris, 1864, p. 48.

L'affection est pure de tout mélange. Dans la dyssenterie dite ténesin, les symptômes importants, convulsions pérystaltiques et sentiment de plénitude des intestins, ne sont plus isolés : ils sont combinés avec les lésions intestinales dont les analogues sont produites dans l'œil par la section de la branche ophtalmique du trijumeau, injection, ramollisement, sécrétion puriforme, ulcération, etc., et quelquefois gangrène. »

Pour notre compte, nous possédons deux observations récentes de testicules névralgiés que nous n'hésitons pas à mettre sur le compte du paludisme. L'une d'elles nous est absolument personnelle et l'autre a été prise par nous dans le service d'un chirurgien du grand hôpital des Incurables, à Naples. Dans ce dernier cas, il s'agissait d'un batelier âgé de 45 ans dont les antécédents paraissaient à première vue assez compliqués. Il ne portait les traces d'aucun accident syphilitique, et il affirmait, du reste, n'avoir jamais eu, vers l'âge de 20 ans, qu'une chaudepisse, guérie sans laisser de traces. Il avait été soigné à différentes reprises pour des accès de fièvre intermittente et pour des douleurs rhumatismales auxquelles son métier l'exposait plus spécialement. Enfin il avait eu, dix-sept mois auparavant, une orchite du côté gauche consécutive à une contusion légère produite par le choc de sa rame. Cette orchite, à son dire, se serait terminée assez péniblement par résolution, après plusieurs poussées successives, coïncidant avec des accidents généraux si mal définis par le malade qu'il serait imprudent de vouloir les rapporter au paludisme ou au rhumatisme. Depuis une dizaine de mois, le testicule est devenu le siège de douleurs très vives, profondes, rayonnantes, se propageant le long du cordon, et jusque dans les lombes, se produisant à intermittences quotidiennes régulières, sans fièvre, mais accompagnées d'une anxiété extrême, en amenant une telle sensibilité que le moindre froissement sur le scrotum faisait pousser des cris au malade.

Le malheureux avait passé par toute sorte de traitements, tant internes qu'externes : opium, belladone, mercure, iodure de potassium, salicylate de soude, quinine, vésicatoires, tout avait été essayé en vain. Et il allait toujours promenant sans succès ses douleurs d'un service à l'autre.

Le chirurgien dans les salles duquel nous l'observions, prenant en sérieuse considération le caractère intermittent de cette névralgie, l'existence de fièvres intermittentes antérieures et un développement notable de la rate, crut devoir, malgré un premier insuccès de sulfate de quinine, y recourir encore avant de se décider à castrer le malade qui demandait cette opération avec instances. La quinine et la liqueur de Fowler furent donc données l'une et l'autre à très hautes doses. En l'espace de quatorze jours nous vîmes les douleurs disparaître presque complètement. A deux reprises différentes, le traitement ayant été interrompu, la névralgie sembla vouloir reprendre son intensité précédente.

Ce malade que nous avions observé l'année dernière, lors d'un premier séjour à Naples, nous eûmes l'occasion de le revoir au mois de décembre. La guérison s'était maintenue ; le testicule, peut-être un peu petit, ne présentait rien de particulier. Cependant le malade avait eu une récidive de fièvre intermittente franche et il nous disait que, pendant les trois jours qu'avaient duré les accès, il avait éprouvé dans les parties non pas de véritables douleurs, mais une sorte d'étreinte, je dirais volontiers d'inquiétude.

Le second cas que nous avons observé se rapporte également à un italien, âgé de 16 à 17 ans, qui était le fils du portier de notre hôtel à Rome. Ce garçon souffrait depuis sept à huit mois d'une orchialgie intermittente qui allait progressivement en augmentant d'intensité. C'était, du reste, un pauvre garçon dont la santé, comme nous disait son père, était minée depuis plusieurs années par des fièvres excessivement rebelles. Il était petit, peu développé, ayant le teint terreux, les muqueuses décolorées, une rate énorme qui remplissait presque tout le ventre, et avec cela des testicules petits, presque atrophiés, mais ne présentant aucun autre caractère particulier. Les douleurs se produisaient du côté gauche, à intermittences régulières remontant le long du cordon pour se propager du côté de la crête iliaque. On avait eu recours à toute sorte de moyens pour l'en débarrasser, il avait même pris des antipériodiques, mais sans résultat. Je lui fis des injections hypodermiques de sulfate de quinine dissous dans l'éther, pendant les accès.

Dès la première injection, il y eut de l'amendement ; le lendemain, la névralgie revint beaucoup moins forte, et, lorsque je le quittai, au bout de six jours, lui ordonnant de prendre à l'intérieur, pendant assez longtemps encore, de la quinine et de la liqueur de Fowler, les douleurs avaient presque complètement disparu. J'ai su depuis que ce garçon en avait été débarrassé pendant près de deux mois au bout desquels il avait eu une petite récidive de courte durée, dont on s'était, du reste, facilement rendu maître.

Ces deux cas sont suffisamment caractéristiques pour qu'il nous paraisse oiseux de nous y appesantir autrement que pour en tirer cette conclusion que la névralgie du testicule peut, dans certains cas, être intimement liée au paludisme. Dans notre dernière observation, nous trouvons un exemple d'orchialgie paludéenne primitive, qui n'est subordonnée à aucune autre affection, et qui ne peut pas davantage être considérée comme une complication. Dans le premier cas, il en était tout autrement.

L'orchite, observée d'abord sur le malade, et dont il n'était plus possible d'établir la véritable origine, était venue créer sur lui un lieu de moindre résistance et réveiller un état diathésique endormi. Ici, la névralgie n'a été d'abord qu'une complication de l'orchite qui l'avait appelée; mais tandis que la maladie primitive évoluait comme d'ordinaire et se terminait par résolution, la névralgie, elle, continuait à suivre son cours avec indépendance et sans garder de relation essentielle avec l'inflammation, sur laquelle elle s'était, pour ainsi dire, entée.

D'un autre côté, notre excellent ami, M. le professeur Aniello d'Ambrosio, de Naples, vient de nous communiquer l'observation suivante, qui, tout incomplète qu'elle est, peut être évidemment considérée comme un cas de testicule névralgié sous l'influence du paludisme.

Je me rappelle, nous écrit-il (1), le cas singulier que j'ai enregistré dans mes *Ricordi clinici*, d'un homme d'environ 42 ans, qui, dans sa jeunesse, avait abusé des plaisirs vénériens et avait eu, en outre, à différentes reprises, des fièvres miasmatiques, lequel se plaignait d'une souffrance continuelle se manifestant sous forme de lancinements dans le testicule gauche et s'irradiant le long de l'épididique et du cordon.

Cette souffrance cessait pendant et aussitôt après le coït dont le patient, du reste, n'usait plus que rarement, parce que, après cette trêve de dix à douze heures de durée, les paranysmes devenaient plus violents.

Ces paranysmes survenaient sous forme de douleur névralgique intolérable qu'on calmait à l'aide des injections hypodermiques de morphine. Dans les conditions ordinaires les troubles étaient plus supportables...

Enfin, nous rapporterons, pour terminer, l'observation curieuse de l'un de nos blesssés, qui a souffert pendant plusieurs mois d'une archiolgie paludéenne entretenue par la présence d'un corps étranger dans les bourses.

C'était un soldat turc qui avait reçu dans les Balkans une balle qui lui avait fait un séton du scrotum et était venue s'aplatir sur le femur de la cuisse droite. La blessure remontait à un mois. La plaie du scrotum était presque complètement cicatrisée. Le testicule était sain et n'avait, au dire du malade, jamais été enflammé, quoiqu'il nous parut difficile que la balle eût pu traverser en double la peau des bourses sans contusionner la glande. En tout cas, le fait était là. La balle étant encore dans la plaie, nous procédâmes à son extraction en pré-

(1) Lettre du 7 octobre 1881.

sence de nos confrères, MM. les docteurs Santorinès, Argyriadès et Cromydès.

Nous cherchâmes inutilement à l'atteindre, avec la pince américaine par le trajet en cul-de-sac. Comme à cet endroit les parties molles avaient une épaisseur assez grande et que la région était dangereuse, nous pratiquâmes une incision à la partie antérieure de la cuisse pour arriver jusqu'au projectile, dont nous avons pu préciser par le toucher assez exactement la situation. Il fut extrait ainsi que trois petites esquilles.

Toutes les précautions antiseptiques avaient été prises, et pourtant, le soir, le malade eut des frissons et une fièvre intense. Le lendemain matin, il allait mieux. Nous crûmes à un commencement d'affection septique. Le soir les mêmes phénomènes se reproduisirent, et l'interne qui observait le blessé put nous dire le lendemain que ces accidents avaient tout à fait l'allure d'un accès de fièvre intermittente.

Nous interrogeâmes naturellement le malade en portant nos investigations sur ce point. Il était originaire d'un village des environs de Trébizonde, où les fièvres ne manquent pas ; il les avait eues lui-même à plusieurs reprises, et en témoignait, du reste, par une splénomégalie considérable.

Le spécifique fut administré et les accès disparurent en partie. La plaie de la cuisse était presque totalement cicatrisée et celle du scrotum l'était tout à fait, lorsque le malade se plaignit de douleurs dans les testicules. L'examen ne révélait rien. Nous employâmes des onctions calmantes sans aucun bénéfice. Après trois semaines environ, les douleurs prirent un caractère de périodicité très accentué. Elles enveloppaient les deux testicules et remontaient le long des cordons, pour venir de là se perdre dans la région sacro-lombaire. Du reste, aucunes traces d'un travail inflammatoire quelconque.

Le sulfate de quinine fut administré de nouveau. Les douleurs névralgiques diminuèrent d'intensité, mais ne cessèrent pas complètement, et cela durait encore un mois et demi. Puis le malade, fatigué, se refusa à continuer l'usage du sel de quinine, préférant se faire faire des piqures de morphine. Cinq à six jours après, l'ouverture de sortie du séton scrotal s'enflamma, la cicatrice se résolva et la suppuration apparut.

Comme le pus était noirâtre, très fluent et qu'il avait beaucoup d'odeur, j'explorai la plaie avec un stylet et découvris un petit corps étranger, superficiel, que j'enlevai avec des pinces.

Immédiatement la névralgie diminua d'intensité. Cependant comme elle continuait encore, le blessé fut remis à la médication quinique, qui fit disparaître toutes traces de douleurs en l'espace de trois jours.

Ce sont là des particularités très dignes de remarques, dans les faits qui nous occupent, parce qu'elles permettent de distinguer dans les cas de névralgie du testicule en relation avec le paludisme, deux catégories principales : 1° une orchialgie spontanée produite directement par le paludisme et existant sans aucune adultération; 2° une orchialgie d'origine paludéenne, provoquée par une exopathie traumatique et marchant de pair avec elle.

Avec des observations assez nombreuses, on pourrait sans doute établir encore d'autres divisions mais les faits nous manquent pour remplir ce cadre.

CHAPITRE II

Orchite à forme névralgique

Nous allons maintenant poursuivre notre étude au point de vue des rapports de la névralgie paludéenne avec l'orchite, rapports qui, en ce qui concerne le caractère intermittent et le traitement spécifique, ont été très nettement signalés par M. le professeur Verneuil dans une leçon clinique inédite sur l'*orchite à forme névralgique* que nous pourrons donner plus loin, grâce à l'inépuisable obligeance de ce maître désintéressé.

Dans son *Étude sur les névralgies réflexes symptomatiques de l'orchi-épididymite blennorrhagique* (1), M. Mauriac expose avec soin non seulement la symptomatologie mais aussi la physiologie pathologique et la pathogénie de ces névralgies réflexes, dont le point de départ est dans le testicule malade. Relativement au mode de manifestation de ces crises douloureuses, l'auteur dit (2) : « Le retour de ces accès névralgiques n'a rien de régulier, cependant j'ai vu quelques exemples de vraie périodicité paroxystique dont aucune circonstance inhérente ou étrangère à la maladie ne pouvait rendre compte. » Et plus loin (3) : « La marche de ces sortes de névralgies est très régulièrement paroxystique. Quelquefois cependant il se manifeste une sorte de périodicité qui n'a rien de fixe dans les différents cas, relativement

(1) 1870, Savy, éditeur. Cette analyse a été faite par M. le professeur Verneuil, que nous remercions ici de sa libéralité.
(2) Page 59.
(3) Page 66.

aux heures de la journée, puisque l'accès a lieu le jour
ou la nuit, tantôt le matin, tantôt le soir, etc.

Envisagée dans son ensemble, c'est-à-dire dès le début
de la maladie jusqu'à sa terminaison, cette marche
échappe à la division par périodes, elle a dans son allure
quelque chose de brusque et de capricieux, elle commence quelquefois inopinément et disparaît de même,
sans que rien puisse faire prévoir ce résultat. »

Relativement aux conditions constitutionnelles, de
nature à favoriser le développement de ces névralgies
réflexes, M. Mauriac pense que l'anémie profonde que
l'on observe fréquemment chez les blennorrhagiques
paraît être la cause prédisposante la plus efficace. Quant
à l'influence que pourrait exercer l'intoxication paludéenne, M. Mauriac n'en parle pas. Du reste, on ne
trouve nulle part dans ses observations de traces évi-
dentes de paludisme antérieur, chez les sujets atteints de
névralgies réflexes; d'autre part, le sulfate de quinine
administré dans deux ou trois cas n'a pas donné de résultats satisfaisants.

Voici, résumées, les observations dans lesquelles cette
périodicité est très nettement indiquée.

*Blennorrhagie à récidives, compliquée au bout de cinq
mois d'une épididymite gauche, sans funiculite. —
Vingt-quatre heures après le début de l'épididymite,
apparition de douleurs réflexes abdomino-crurales survenant sous forme d'attaques, d'une heure à sept ou
huit heures du matin; claudication, vaginalite; anémie. — Ponction de la vaginale, amélioration rapide*
(page 23).

M. D... (Jules), tourneur en cuivre, âgé de 23 ans. Cet
homme se porte habituellement bien et ne présente aucun
antécédent rhumatismal ni syphilitique. Il y a cinq mois,
première blennorrhagie qui n'a jamais pu guérir. Le 10 mai,
à la suite d'exercices, le testicule droit devient tout à coup
gonflé et douloureux. Le lendemain se manifestent des
douleurs irradiantes occupant : 1° la région gauche de la

paroi abdominale située entre l'ombilic et l'épine iliaque antéro-supérieure; 2º toute la partie antérieure et interne de la cuisse jusqu'au genou. Ces douleurs n'étaient pas exaspérées par la marche. Elles consistaient en élancements survenant sous forme d'attaques. L'attaque débutait assez régulièrement vers une heure du matin et durait cinq ou six heures.

Le 20 mai (dixième jour de l'épididymite), quand je vis le malade pour la première fois, il n'existait qu'un écoulement insignifiant. La vaginale contenait une cuillerée environ de sérosité citrine que je retirai par la ponction.

L'épididyme était dur, douloureux et nettement séparé du testicule; il était peu volumineux et en voie de résolution. Néanmoins les douleurs réflexes abdomino-crurales étaient plus violentes que jamais. Elles étaient lancinantes, dilacérantes, paroxystiques, revenaient sous forme d'attaque d'une heure à sept heures du matin, empêchaient le sommeil et causaient de la claudication. Après l'attaque, il existait de la faiblesse et de l'engourdissement dans le membre inférieur gauche, mais pas de crampes, ni de soubresauts. La sensibilité cutanée n'était pas modifiée; le malade était fort anémique. (Cataplasmes, toniques).

Le 21 mai. Douleurs moindres; l'attaque matinale ne s'est pas reproduite. La ponction de la vaginale soulage instantanément le malade.

Du 21 au 25, les douleurs névralgiques diminuent et les accès ne se reproduisent bientôt plus. La marche est pénible, et provoque des douleurs irradiantes abdomino-crurales; l'état général s'améliore et la guérison s'effectue.

Blennorrhagie aiguë compliquée d'épididymite droite sans funiculite, au quarante-deuxième jour. — Cinq jours après le début de l'épididymite, douleurs très violentes abdomino-lombaires se manifestant sous forme d'attaque vespérale; pas de funiculite, ni d'épanchement dans la tunique vaginale; irradiations fessières et crurales antérieures (page 27).

Victor M..., 32 ans, boulanger; habituellement bien portant; jamais de rhumatisme, ni de névralgies. En 1867, chancres mous et bubons. En août 1868, blennorrhagie;

en mars 1879, nouvel écoulement très douloureux et sanguinolent. Quarante-deux jours après, épididymite du côté droit, douleurs locales vives. Vers le cinquième jour après le début de l'épididymite, le malade fut pris d'une violente douleur située à quelques centimètres au-dessus du canal inguinal droit. Cette douleur s'irradiait à droite vers les lombes, la fesse et la partie supérieure de la cuisse en avant. Le soir, vers quatre heures, il se produisait, sous forme d'élancements, de torsion, de coliques profondes, une véritable attaque névralgique lombo-abdominale qui durait environ cinq heures, mettait le malade dans l'impossibilité de marcher et forçait le tronc à se fléchir en avant. Les douleurs étaient un peu calmées par la pression; il n'y a aucune altération de la sensibilité ni des mouvements.

Quand j'examinai le malade pour la première fois, 21 mai, (neuvième jour de l'épididymite) je constatai un peu de congestion du testicule, une induration volumineuse de l'épididyme avec intégrité du cordon. La vaginale était libre. L'écoulement était insignifiant. Les douleurs se manifestent toujours avec la même intensité sous forme d'attaque vespérale très violente. (Cataplasmes laudanisés.)

Les 22 et 23 mai, les douleurs furent très vives; elles consistaient toujours en élancements revenant sous forme de crise de dix minutes à un quart d'heure de durée, inégalement réparties dans la journée, au nombre d'une vingtaine, sans attaque vespérale nettement caractérisée. Le cordon était intact et l'épididyme indolent même sous une pression forte. La pression soulageait les douleurs. Les jours suivants, la douleur diminua peu à peu; les accès ne se reproduisirent plus.

Blennorrhagie compliquée au quarante-sixième jour d'une épididymite droite avec funiculite: — Douleurs locales très vives, au dixième jour de l'épididymite. — Au treizième jour, foyer de la douleur réflexe à la partie moyenne et antérieure de la cuisse droite, avec irradiation jusqu'au cou-de-pied, retour irrégulier des attaques. (Page 29.)

Désiré J..., 19 ans, coiffeur, est pris neuf jours après un coït suspect d'une blennorrhagie, sans flux abondant, mais excessivement douloureuse. (Trait. antiph.). Au bout d'un mois, chancre sur le prépuce. Au quarante-sixième jour de sa blennorrhagie, épididymite droite très douloureuse. Les douleurs diminuent après une ponction de la vaginale, suivie de l'issue d'un peu de sérosité. Au treizième jour (19 *mai*) de l'épididymite, se manifestèrent inopinément des douleurs situées à la partie antérieure et moyenne de la cuisse droite où elles constituent un foyer circonscrit très distinct. Ces douleurs ne sont point exaspérées par la pression, elles reviennent sous forme de paroxysmes irréguliers et poussent alors des irradiations jusqu'au cou-de-pied en suivant la partie postérieure et externe de la jambe.

Le 20 *mai*, étant à se promener, le malade fut pris tout à coup d'une attaque de ces douleurs crurales tellement violente que le membre correspondant fléchit et devint incapable de supporter le poids du corps. Cette attaque dura un quart d'heure.

En général les accès sont de courte durée et se reproduisent irrégulièrement une vingtaine de fois par jour, mais surtout dans la soirée. L'épididyme est induré mais peu volumineux. L'anémie est extrême.

Le 24, les douleurs réflexes ont disparu. Le 31, il ne reste qu'un peu d'induration de l'épididymé et un léger gonflement du cordon.

Première blennorrhagie compliquée d'une épididymi-funiculite gauche très aiguë ; bientôt douleurs abdomino-crurales excessivement violentes, avec paroxysmé vespéral. Trois mois de séjour au lit, guérison au bout de cinq mois. Persistance de l'induration de l'épididyme ; retour irrégulier des douleurs testiculaires et lombo-abdominales. — Deuxième blennorrhagie précédée d'une attaque névralgique avec gonflement testiculaire ; recrudescence de l'épididymite et des névralgies réflexes ; prostato-cystite ; varicocèle gauche. (Page 31).

Armand C..., 22 ans, commissionnaire en marchandises. Aucun antécédent morbide. En 1867, il contracta deux chancres mous et une blennorrhagie très aiguë. Six semaines après, orchite gauche et funiculite ; douleurs vives qui se calment après la ponction de la vaginale. Douleurs réflexes des lombes et du côté gauche de l'abdomen et de la racine de la cuisse. Ces douleurs étaient sourdes et continues, puis à des intervalles irréguliers, cruellement lancinantes. Il se produisait généralement une attaque très forte le soir; elle durait environ trois quarts d'heure. La périodicité était si accusée qu'on eut recours, inutilement il est vrai, à l'emploi du sulfate de quinine. Néanmoins à la longue le sulfate de quinine, les calmants diminuèrent ces douleurs. Au bout de cinq mois, il ne restait plus qu'un noyau d'induration dans l'épididyme et des douleurs insignifiantes, qui, à certains moments, se manifestaient sous forme de névralgie lombo-crurale assez intense.

Vers le milieu d'avril, il contracte une seconde blennorrhagie, et l'orchite réapparaît. Au 24e jour de la blennorrhagie, les douleurs réflexes lombo-abdominales se réveillent avec une grande intensité et avec les mêmes caractères que la première fois ; ainsi, il avait chaque jour cinq ou six crises d'élancements très vifs, de dix minutes à un quart d'heure de durée, et le soir, de sept heures à minuit, un grand paroxysme. Aujourd'hui 20 *mai*, il y a dix-huit jours que ces névralgies réflexes gauches se sont reproduites ; elles présentent des alternatives de mieux et de plus mal, à peu près tous les deux jours. Quand les douleurs viennent, la marche est impossible. La sensibilité cutanée n'est pas modifiée. En même temps il existait des douleurs atroces du côté de l'anus, revenant sous forme de paroxysme, correspondant avec celles du cordon et se prolongeant du côté du périnée. Miction et défécation pénibles ; dans l'intervalle des accès, pesanteur au périnée. Du 20 au 31 mai, les douleurs réflexes diminuent ; les douleurs locales sont encore vives (15 sangsues) ; bientôt amélioration de tous les phénomènes douloureux. Il est en voie de guérison.

Première blennorrhagie compliquée d'une orchite gauche. — Deuxième blennorrhagie simple. — Troisième blennorrhagie contractée un an après la première, compliquée au douzième jour d'une orchi-épididymite droite. — Aux cinquième, sixième et septième jours de l'orchi-épididymite, attaques de douleurs hypogastriques et de coliques hépato-gastro-entéralgiques accompagnées de nausées, de vomissements bilieux, de coli-

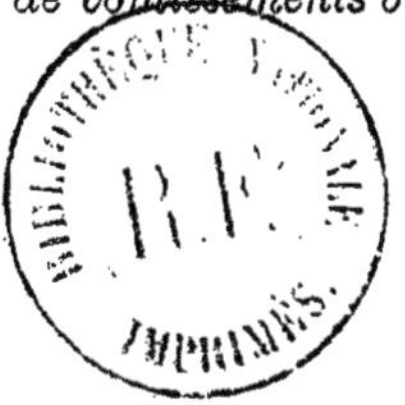

ques et de flatulence, revenant les matins à la même heure, et durant environ deux heures. — Guérison. p. 41.

M. B... (Eugène), 37 ans, commis voyageur. Homme vigoureux, jamais de maladie antérieure; aucune affection constitutionnelle; quelques douleurs rhumatismales. Les deux premières blennorrhagies ne présentent rien de particulier. Le 4 avril, troisième blennorrhagie; douze jours après, épididymite du côté droit. Le 17, cinquième jour de l'épididymite, après avoir, dans les jours précédents, présenté quelques signes d'embarras gastrique, il fut pris subitement, vers 9 heures du matin, d'une attaque extrêmement violente d'hépato-gastralgie, accompagnée de vomissements bilieux, de coliques et de phénomènes généraux de sidération.

Je le vis pour la première fois le 18 avril (sixième jour de l'épididymite). Apyrexie, état général bon, orchi-épididymite. Dans la matinée, la même attaque d'hépato-gastralgie s'était reproduite; trois quarts d'heure avant mon examen elle avait cessé. Le 20, l'attaque ne se reproduit pas; huit jours après, le malade sort à peu près guéri de son orchi-épididymite.

Névralgie iléo-scrotale du côté gauche, compliquée d'orchite symptomatique, trois accès séparés les uns des autres par un intervalle exact de onze jours, par le Dr MAROTTE. (Soc. méd. des Hôpitaux. 26 février 1851, analysé par M. MAURIAC, page 85.)

Il s'agit d'un jeune homme âgé de 25 ans, d'un tempérament nerveux, mais vigoureusement constitué, qui, à la suite d'une blennorrhagie, réduite à un simple suintement, éprouva les accidents suivants :

Un jour (*premier jour*), 9 novembre, vers 6 heures du matin, après un malaise général et de légers frissons, M. B... ressentit des douleurs très intenses qui, remontant le long du cordon, envahissaient le testicule gauche, lequel dépassait à peine en volume le testicule sain. Sensation marquée d'engourdissement dans la cuisse correspondante; douleur vive au toucher dans l'épididyme sur le trajet du cordon, au niveau de l'orifice supérieur du canal inguinal, au milieu de la crête de l'os des îles, dans la région lombaire. Point douloureux, très sensible, au quart inférieur et externe de la cuisse. Eclairs de douleurs arrachant des cris au malade, et partant du foyer testiculaire. Gonflement du testicule peu en rapport avec l'intensité de la douleur, mouvement fébrile.

Deuxième jour : Gonflement du testicule, surtout à l'épididyme, comme dans l'orchite blennorrhagique, scrotum rouge et tendu, liquide dans la vaginale. Mouvement fébrile plus marqué, douleurs vives.

Du *cinquième au onzième jour* (14-20 novembre), testicule diminué des quatre cinquièmes, l'excès de volume portant presque en totalité sur l'épididyme; plus d'élancements. Retour de l'appétit et du sommeil, encore de la douleur à l'orifice supérieur du canal inguinal et à la partie inférieure de la cuisse.

Onzième jour (20 novembre). Douleurs subites vers deux heures de l'après-midi ; quelques frissons, mouvement fébrile, anxiété et agitation extrême. Rien de changé dans l'état local qui était le même que le matin, si ce n'est une sensibilité plus vive du testicule.

Le lendemain, tous les symptômes de l'orchite avaient reparu aussi intenses que dans l'attaque précédente. Cette seconde crise fut semblable à la première, mais moins longue.

Vingt et unième jour (1er décembre). Nouvelle attaque de douleurs survenue brusquement à deux heures de l'après-midi, moins intense que la seconde, elle ne dura que trois jours.

Le 12 décembre (*trente-troisième jour*), la résolution de l'inflammation testiculaire était complète.

L'analyse qu'on vient de lire de ce mémoire, remarquable à tant de titres, démontre que M. Mauriac a parfaitement étudié la névralgie, qu'il s'est même longuement appesanti sur l'intermittence, mais qu'il n'a pas recherché le paludisme, et, par suite, n'a guère donné le sulfate de quinine. La lecture approfondie de ses observations devait nécessairement nous faire écarter, pour le plus grand nombre d'entre elles, l'idée de l'intervention de l'intoxication paludéenne dans la production de l'intermittence. Toutefois, nous devons bien le dire, la lacune que nous avons constatée dans les commémoratifs des malades en ce qui concerne le paludisme, nous a semblé d'autant plus regrettable, que certains cas nous apparaissaient bien avec les caractères cliniques que nous avons rencontrés dans les faits d'infection malarique réveillée par une affection intercurrente. Ici, c'est une congestion du testicule paraissant coïncider avec les paroxysmes névralgiques, et comme nous la rencontrerons fréquemment ailleurs ; là, un écoulement sanguinolent et des intermittences tierces, ou même plus éloignées, accompagnées de malaise, de légers frissons, de mouvements fébriles, etc.

A ce sujet, nous rappellerons un caractère qui permet de distinguer · les deux genres de névralgies, et que S. Weir Mitchell a fort bien mis en lumière dans son *Traité des lésions des nerfs*, où il dit (1) : « *Il est bien singulier que les névralgies nettement intermittentes, n'affectent jamais le type tertiaire, ni aucun autre type que le quotidien. Les autres formes ne se manifestent que dans les névralgies paludéennes.* »

M. Hallopeau (2), sans être aussi affirmatif, conclut cependant à peu près dans le même sens : « Dans les cas de névralgies congestives, il faut avant tout déterminer si l'affection est ou non sous la dépendance de l'intoxication par la malaria. On doit tenir grand compte à ce point de vue de l'intermittence des accès ; une névralgie qui revient tous les jours à la même heure dans la matinée est très probablement une névralgie palustre ; ce diagnostic peut être porté avec une certitude presque entière, si les accès se renouvellent suivant le type tierce ou le type quarte. » Si le fait était définitivement établi, on pourrait, en l'absence de renseignements précis sur la

(1) Page 231.
(2) Cité par M. Verneuil, in Rev. de chirurgie, p. 902, an. 1882.

santé antérieure, des sujets, reconnaître le paludisme comme cause de toutes les névralgies à accès éloignés et ranger en conséquence dans notre cadre quelques-unes des observations précédentes.

L'orchite à forme névralgique avait bien été déjà signalée par M. le professeur Gosselin, mais M Mauriac, après avoir nettement dégagé son caractère purement névralgique, nous a fait connaître la forme intermittente, que nous verrons plus loin M. le professeur Verneuil indiquer avec plus de précision, et sinon la rattacher directement au paludisme, du moins la traiter par le sulfate de quinine.

Sans aller jusqu'à dire que la névralgie en question est toujours d'origine paludéenne, nous croyons pourtant fermement, d'après les faits que nous avons observés dans des pays à malaria : en Italie, en Grèce, en Turquie, qu'elle reconnaît souvent cette étiologie. Mais, tout en considérant son existence comme démontrée, nous devons ajouter que sa manière d'être est loin d'être toujours la même dans ses manifestations, et qu'il est nécessaire de la comprendre de différentes manières.

Si la névralgie qui reconnaît l'influence paludéenne pour cause, se développait invariablement dégagée de toute autre intervention, elle serait sans doute admise plus facilement par les auteurs. Mais il n'en est pas toujours ainsi, car elle vient parfois se greffer elle-même sur une autre névralgie d'une origine différente, et, dans ce cas, il est très incommode d'établir la part respective de la malaria et des autres éléments dans la phénoménisation changeante de l'orchite névralgique. Elle se borne, le plus souvent, à imprimer aux autres manifestations son caractère d'intermittence.

Ces distinctions sont d'une importance pratique capitale, et nous tenons, pour ce motif, à les consolider par des faits. Voici un exemple qui nous tombe sous les yeux et que nous prenons au hasard, mais qui suffira à notre démonstration : C'est une observation donnée par

M. Hector Bertrand dans un mémoire sur la *Vératrine
dans le traitement de la névralgie* (1):

Une journalière de Châteauroux est prise de douleurs
violentes dans l'oreille gauche, après une journée d'un
froid très vif, pendant qu'elle lavait son linge sur les
bords de l'Indre. Les douleurs s'étendent à tous les ra-
meaux du trifacial. Il se manifeste plusieurs crises dans
la journée, et un paroxysme quotidien à 8 heures du soir.
On emploie inutilement toute sorte de moyens narcotiques, vésicatoires, purgatifs, fumigations, etc.

L'auteur diagnostique d'abord une névralgie rhumatismale qu'il considère plus tard comme compliquée de
paludisme. Il ordonne des frictions avec de la pommade
à la vératrine (1), faites au moment des accès, avec recommandation de poursuivre ainsi la douleur chaque
fois qu'elle reviendrait. Ces frictions arrêtèrent bien
l'accès présent, mais n'agirent pas sur les accès à venir
qui furent ensuite prévenus par l'administration du sulfate de quinine.

M. Bertrand fait parfaitement observer qu'il a institué
le traitement antipériodique, en raison de l'intermittence
qui se montre fréquemment dans cette localité où règne
l'élément palustre.

Dans un autre cas (observ. VIII du même mémoire),
il a observé la même coïncidence : « Il y avait, dit-il,
sur la même malade deux espèces différentes de névralgie, l'une continue à exacerbations non régulières, celle-
là guérie par la vératrine seule ; l'autre à forme périodique revenant chaque jour à midi, sans se manifester en
dehors des heures d'accès, et justiciable seulement du
sulfate de quinine (2). »

Nous avons été témoin d'un fait semblable dans un de
nos grands services de clinique de Paris. Il s'agissait
d'un malade qui avait eu autrefois les fièvres aux Antilles et avait une grosse rate. Il fut atteint l'année dernière de rhumatisme fébrile, et puis de névralgie sus-

(1) Rec. des mém. de méd. et de chir. milit., t. XVII, p. 307, 5ᵉ obs.
(2) Loc. cit., p. 310.

orbitaire à caractère intermittent. Son rhumatisme fut traité par le salycilate de soude et guéri, mais tous les autres moyens narcotiques, injections de morphine, vésicatoires, échouèrent contre sa névralgie, et le malade quitta l'hôpital. Au bout de quelque temps les douleurs augmentant d'intensité, il dut s'y faire admettre de nouveau, et alors, en raison du caractère plus nettement intermittent de ses accès, on lui donna du sulfate de quinine. Le grand paroxysme quotidien fut étouffé, mais la névralgie resta, revenant par accès irréguliers et presque continus dans la journée. Ceci se passait pendant les vacances. C'est à ce moment que le chef de service releva son suppléant, et, à son tour, ne considérant la névralgie que comme rhumatismale, soumit le malade au traitement salicylique. En quelques jours, la guérison fut obtenue, et le salicylate de soude en eut tous les honneurs.

Comment expliquer la série de ces insuccès thérapeutiques, sinon en admettant qu'il y avait là deux sortes de névralgies marchant sur la même route, mais d'un pas différent, et deux diathèses se rappelant mutuellement et à tour de rôle tant qu'on ne les muselait pas ensemble. C'est ce qui a été fait en dernier lieu, le suppléant du bureau central ayant attaqué le paludisme, tandis que, aussitôt après lui, le titulaire s'adressait au rhumatisme.

Comme l'auteur précédent, nous dirons donc, pour être juste : que la névralgie rhumatismale a été guérie par le salicylate de soude, et que le sulfate de quinine a eu raison de l'élément paludéen.

Ce n'est pas sans raisons que nous avons multiplié les faits, alors même qu'ils ne paraissaient avoir qu'une relation éloignée avec le sujet qui nous occupe, mais, sans cela les distinctions que nous voulions établir auraient pu paraître subtiles ou sans bases. Cependant, ces distinctions sont nécessaires pour bien faire saisir les difficultés qui encombrent et obscurcissent le diagnostic.

C'est là le lieu de rappeler, à propos des affections des

bourses, ce que M. Coccud disait d'une façon plus générale. Dans leur infinie variété, les phénomènes qui se
rattachent au paludisme peuvent se mêler aux maladies
des organes génitaux comme à toutes les autres; ils leur
impriment quelquefois leur forme sans modifier leur
nature, et l'on croit alors avoir affaire à une diathèse paludéenne, tandis qu'on a sous les yeux une autre maladie
qui résiste obstinément au traitement spécifique; d'autres fois, au contraire, ils empruntent la forme d'une
autre maladie, et font naître une affection qu'on rappor-
terait à toute autre chose qu'à la diathèse paludéenne, et
qui cède au sulfate de quinine; il est encore des cas où
tout est mêlé, où l'on a sous les yeux des symptômes de
toute espèce, composant une maladie hétéroclite dont il
est presque impossible de démêler les divers éléments.

Enfin, nous ajouterons que, pour aboutir à un résultat
curatif pratique, il est nécessaire de bien isoler chacun
de ces éléments pour les attaquer tous de front, mais
avec la thérapeutique qui convient à chacun d'eux.

Nous avons déjà dit que M. le professeur Verneuil
avait fait faire un nouveau pas à la question, en élaguant
résolûment tout ce qui était étranger à la névralgie, en
s'attachant plus spécialement à noter sa forme intermittente, et en traitant la complication par le sulfate de
quinine. Nous ne saurions mieux, du reste, exposer sa
manière de voir qu'en reproduisant la leçon suivante qu'il
a faite sur ce sujet :

« Le 16 juin 1879, M. Verneuil, parlait à sa clinique de
l'orchite à forme névralgique et de son traitement par le
sulfate de quinine. C'était à propos d'un garçon de 20
ans, couché à la salle Saint-Louis pour une orchite blennorrhagique provoquée par un *froissement* des bourses, et qui, d'ailleurs, était de moyenne intensité. On
s'était contenté de prescrire un purgatif, le repos au lit,
les cataplasmes, les onctions mercurielles.

« Tout allait pour le mieux, lorsqu'une nuit, sans aucune cause connue, survinrent des douleurs violentes
partant de l'organe malade pour s'irradier dans la cuisse

et le périnée. La nuit avait été mauvaise, le sommeil impossible, aussi, à la visite du matin, le patient qui, d'habitude, présentait les apparences d'une bonne santé avait-il l'air souffrant et le visage fatigué. La température s'était même légèrement élevée jusqu'à 38°,2.

« Vers le matin, les souffrances s'étaient un peu amendées quoique fort incommodes encore. Le testicule n'était pas notablement gonflé, l'épididyme était à peine plus volumineux que la veille ; en somme, les phénomènes locaux ne semblaient guère aggravés. Mais le moindre attouchement et le déplacement, même léger, des bourses provoquait de vives douleurs.

« Lorsque, nous dit alors M. Verneuil, dans le cours d'une épididymite blennorrhagique, on voit apparaître brusquement une douleur vive, avec grande sensibilité au toucher et tuméfaction plus ou moins rapide, on songe aussitôt à l'envahissement de la glande elle-même, c'est-à-dire à l'orchite parenchymateuse, et l'on met en usage des moyens énergiques, les sangsues en grand nombre, les mouchetures superficielles et jusqu'au débridement sous-cutané de la tunique albuginée, pour faire cesser son prétendu étranglement qui n'a pas été souvent et dûment constaté.

« Je ne nie point, continuait M. Verneuil, l'orchite parenchimateuse succédant à l'épididymite, et la nécessité en pareil cas d'un traitement antiphlogistique approprié. J'ai même, comme tout le monde, appliqué les classiques sangsues sur le trajet du cordon, mais je n'ai jamais cru devoir aller jusqu'à l'emploi du bistouri.

« Depuis quelques années même, je me suis contenté d'opposer à ces douleurs intenses de l'orchite le sulfate de quinine associé à l'opium, et j'ai obtenu les meilleurs résultats. J'ai été confirmé dans cette manière de faire par la lecture d'un très intéressant travail de mon ancien élève et ami, le D\u2071 Mauriac, travail dont quelques observations viennent d'ailleurs confirmer pleinement mon opinion sur la nature purement névralgique de ces complications douloureuses.

« Nous allons donc, disait en terminant M. Verneuil, administrer le sulfate de quinine et au lieu de constater, comme c'est la règle en pareil cas, une nouvelle crise plus intense que la précédente et survenant la nuit suivante, nous ferons, presque à coup sûr, cesser les accidents de telle sorte que, d'ici à deux jours, tout sera rentré dans l'ordre. »

C'est ce qui eut lieu en effet. Le garçon ayant été légèrement purgé prit, dans l'après-midi, 60 centigr. de sulfate de quinine et 5 centigr. d'extrait thébaïque en 4 pilules. La nuit fut calme et le sommeil à peine troublé pendant une heure par quelques légères souffrances. Le sulfate de quinine, donné une seconde fois, fit disparaître les derniers vestiges de l'accident. Dès la première dose, le thermomètre était descendu à 36°,2.

M. Verneuil cita quelques autres faits où la même médication, continuée plus ou moins longtemps et à des doses plus ou moins fortes, lui avait toujours réussi. Mais, en retour, il m'a exprimé le *regret* de n'avoir jamais songé à interroger les patients au point de vue de leurs antécédents, de sorte qu'il ignore absolument si, oui ou non, il y avait eu du paludisme antérieur.

Malgré les prudentes réserves que nous venons de reproduire, il nous semble manifeste que M. le professeur Verneuil admet, en principe, que les névralgies qui compliquent parfois l'orchite — comme dans les cas observés par lui, et sans doute aussi dans quelques-uns au moins de ceux rapportés par M. Mauriac — peuvent être rattachées à une détermination palustre probable, sinon évidente.

Il régnerait certainement encore une grande indécision dans notre esprit sur la nature de ces formes névralgiques, si notre manière de voir n'était pas décisivement influencée par l'opinion des médecins militaires qui ont pratiqué dans les pays à malaria. C'est ainsi que Frison décrit ou plutôt signale des névralgies intermittentes multiples, et, entre autres, celles du cordon, du testicule, des ovaires, de l'utérus, etc.; que Ceccaldi parle d'une névralgie intermittente du testicule, compliquant une orchite, d'une cystalgie, d'une uréthrite chronique ; que Coccud, l'un des premiers, a attiré notre attention sur des faits de cette catégorie, et au sujet desquels nous aurons à revenir dans le cours de ce travail ; et qu'enfin Hélye, qui avait, sur ce sujet, une compétence toute spéciale, publie des observations analogues, et les fait suivre de réflexions qui dénotent combien sa religion en ce sens est fermement établie.

Ces différentes considérations nous ont paru avoir une importance suffisante, pour nous engager à traiter séparément cet argument, et nous permettre d'en tirer les conclusions suivantes :

1° Il existe des névralgies intermittentes qui compliquent les orchi-épididymites blennorrhagiques (Mauriac, Verneuil, etc.);

2° Le caractère de ces douleurs névralgiques est souvent méconnu, parce qu'on les considère d'habitude comme symptomatiques de l'envahissement du parenchyme du testicule (Verneuil);

3° Elles peuvent être considérées comme une manifestation fréquente du paludisme (Coccud, Frison, Liegey, Ceccaldi, Hélye, etc.);

4° Enfin elles sont justiciables du sulfate de quinine convenablement administré (1).

---

(1) Le sulfate de quinine doit être donné dans ces cas, à hautes doses, sous peine de demeurer sans action. Nous aurons du reste à nous y appesantir à propos du traitement.

CHAPITRE III

Orchite blennorrhagique compliquée de paludisme.

Nous voici maintenant arrivés à une étape plus avancée dans la détermination de l'ingérence du paludisme dans les manifestations de l'orchite. Dans les faits que nous venons d'étudier, l'influence du paludisme s'est bornée à des phénoménisations névralgiques plus ou moins bâtardes, qui n'exerçaient sur l'orchite blennorrhagique qu'une action secondaire et de voisinage. Mais leurs rapports peuvent atteindre un degré d'intimité assez grand pour constituer une véritable liaison capable d'entraîner, à un moment donné, une réelle communauté de symptomatologie. C'est lorsque le paludisme apparaît sur place, s'établit sur l'organe malade lui-même et prête son concours à l'orchite qui l'a appelé. Nous l'étudierons sous la dénomination d'orchite blennorrhagique intermittente.

L'orchite blennorrhagique intermittente a été signalée pour la première fois par Simon *junior* de Hambourg, qui en observa cinq cas en quelques années seulement, tandis qu'il n'en avait jamais rencontré un seul pendant quinze ans, bien qu'il eût vu un grand nombre d'épididymites.

L'auteur, prévoyant les objections qui pourraient lui être faites, s'efforce de démontrer que, dans les cas en question, il y avait bien réellement complication de fièvre intermittente, et qu'il s'agissait de véritables fièvres larvées. A la même époque, on observait, dans la contrée, les fièvres périodiques et leurs différentes formes anormales. Le caractère intermittent se combinait à toutes les autres causes morbides, etc.

Pour ma part, nous écrit M. le professeur Verneuil à qui nous devons l'analyse de ces faits, j'adopte tout à fait cette manière de voir, et j'admets, sans difficulté, qu'en ces cas, le paludisme est venu compliquer l'orchite. Voici, du reste, les observations que je crois devoir reproduire, en les résumant un peu, parce qu'elles sont restées tout à fait inaperçues :

OBS. I. — *Epididymite blennorrhagique accompagnée de douleurs violentes quotidiennement exaspérées. Insuccès de tous les moyens employés. Diminution progressive et lente du mal. Retour des accidents avec les caractères complets de l'intermittence. Sulfate de quinine. Cessation prompte et définitive des accidents.*

Hiver de 1832. Jeune homme atteint de chaudepisse depuis 12 jours. Sans cause connue, gonflement inflammatoire de l'épididyme gauche survenu subitement, mais qui dans les premiers jours n'est pas très douloureux et s'améliore par les applications chaudes et la position horizontale. Au milieu du quatrième jour, après une nuit excellente, douleurs très violentes avec accroissement énorme de la tumeur, qui se calment et s'exaspèrent alternativement, mais non régulièrement, depuis midi jusqu'à minuit.

Les sangsues, les applications antiphlogistiques internes ou externes, l'emploi du calomel à l'intérieur, les onctions avec l'onguent napolitain n'eurent aucun résultat. Le patient dut conserver le lit pendant six semaines consécutives, et ce ne fut qu'à la longue que diminua peu à peu la violence des exacerbations quotidiennes. Cette ténacité inaccoutumée du mal et ses exacerbations toujours renaissantes paraissaient avoir une cause spéciale et on les rapporta à un état variqueux du cordon spermatique qui avait paru dans l'enfance, mais qui depuis avait diminué.

Un chirurgien, appelé en consultation, fut du même avis et recommanda encore le repos, la position horizontale et l'application de sangsues.

Il s'écoula encore huit semaines avant que le patient pût se lever et ce fut seulement dans les deux dernières, lorsque les exacerbations avaient tout à fait disparu, qu'on s'aperçut, quoique confusément, que la fièvre intermittente alors si répandue avait joué le rôle d'agent déterminant. En effet, alors que le malade était déjà remarquablement rétabli et pouvait rester assis une grande partie du jour, il ressentit subitement plusieurs fois de suite des douleurs très vives avec augmentation du gonflement, et cela toujours à midi, au moment même de la visite du médecin.

Ces accès observés plusieurs jours offraient les caractères de l'invasion d'une fièvre intermittente : court stade de frisson, chaleur survenant vite, avec grande fréquence du pouls, et enfin une sueur du reste peu abondante. Tout l'accès durait environ quatre heures, les douleurs se dissipaient vers la fin et le patient se trouvait de nouveau bien.

On prescrit un purgatif, puis trois fois par jour trois grains de quinine avant et après les accès, qui bientôt devinrent plus faibles et cessèrent enfin, de sorte que le malade fut peu de temps après en état de sortir sans inconvénient.

Simon fait remarquer que, dans la période inflammatoire primitive de l'épididymite, le type intermittent avait été marqué par la violence du mal qui laissait persister les douleurs, presque aussi fortes pendant la rémission qu'au moment de l'accès, et par l'absence des caractères propres à l'intermittence puisqu'il n'y avait ni frissons, ni chaleur, ni sueurs, mais uniquement une augmentation périodique de douleurs insupportables. Il eût été bien difficile en pareil cas de soupçonner une intermittence vraie et de diriger le traitement en conséquence. C'était d'ailleurs le premier cas que l'auteur observait, il est bon d'ajouter que le patient n'avait jamais été auparavant atteint de fièvre intermittente franche.

Obs. II. — *Blennorrhagie ancienne. Marche exagérée. Début soudain d'une orchite intense avec frissons, chaleur et sueur. Nature du mal reconnue au deuxième accès. Sulfate de quinine. Guérison prompte.*

Un jeune homme, atteint dans l'automne de 1832 d'une chaudepisse, au bout d'un certain temps de ces traces

qu'un régime approprié a coutume de faire disparaître, fût
pris soudainement, après une longue promenade, de douleurs violentes et de gonflement du testicule. Il consulta le
même jour. Repos immédiat dans la position horizontale,
applications chaudes, laxatif doux. Le jour suivant, les douleurs et le gonflement qui avaient diminué pendant la
nuit, avaient reparu à 11 heures du matin avec une intensité
plus grande. Le malade déclara de lui-même que cette
aggravation, survenue brusquement, a été précédée de
frisson et de claquement de dents, remplacés au bout de
quelques heures par de la chaleur. Celle-ci durait encore à
4 heures et ne se termina que le soir par de la sueur. Ins-
truit par le cas précédent et guidé par le récit du malade,
je prescrivis, dès que le purgatif eut fait son effet, la quinine,
sans attendre le troisième accès, parce que la violence des
deux premiers ne laissait pas beaucoup d'espoir.

Aussitôt la fièvre passée, on donna le soir même trois
grains de quinine. Même dose le lendemain au réveil et à
midi, un peu avant le retour présumé de l'accès.

A l'heure dite, un nouvel accès de fièvre avait reparu,
avec douleurs et gonflement du testicule, mais beaucoup
moins fort et à un degré supportable. A cinq heures le
malade était gai et sans fièvre. Quatre doses de quinine
furent prises jusqu'au lendemain à midi. Il n'y eut pas de
nouvel accès. Grâce à l'emploi continué mais progressivement diminué de la quinine, douleurs et gonflement du
testicule disparurent en peu de jours sans autres moyens.
On fit porter seulement pendant quelque temps un emplâtre mercuriel et un suspensoir.

Obs. III. — *Chaudepisse presque guérie. Course à cheval.
Refroidissement, épididymite légère pendant trois jours
compliqué le quatrième d'un violent accès de fièvre intermittente. Administration immédiate du sulfate de
quinine. Amélioration prompte.*

Novembre 1832. Jeune homme. Chaudepisse datant de
deux mois, réduite à l'état de goutte. Etant monté à cheval
pour aller à la chasse, il fut trempé par une pluie forte et
froide. Le lendemain, douleurs et gonflement du testicule
gauche. On ordonne les moyens usuels et les choses allaient

si bien que l'on eut l'espoir de laisser bientôt le patient se lever. Mais le soir du troisième jour, vers six heures, apparition subite de céphalalgie, frisson et douleur intense dans le testicule qui jusque-là avait été peu gonflé et peu sensible. Jusqu'à minuit ces accidents s'étaient toujours accrus, puis la chaleur était survenue, et enfin la transpiration. Le lendemain matin, souffrances effroyables dans la glande énormément tuméfiée et sueurs abondantes.

Je ne crus ni bon ni nécessaire d'attendre un second accès et dès que le paroxysme toucha à sa fin, vers midi, je fis prendre de trois en trois heures trois grains de sulfate de quinine. Une nouvelle attaque se montra un peu plus tard que celle de la veille, dura à peine six heures et n'augmenta pas notablement la douleur ni le gonflement.

Bien que le malade, indépendamment d'un purgatif, eût pris pendant les quatre jours de suite neuf grains de quinine par jour, les accès reparurent encore, à la vérité plus courts et plus légers, et pendant huit jours encore il y eut de la faiblesse et du malaise. Quant à la tuméfaction douloureuse du testicule, elle disparut dès que l'on eut combattu énergiquement le retour du second paroxysme.

Obs. IV. — *Blennorrhagie et orchites légères; accès fébrile avec douleurs violentes dans les régions inguinales et abdominales. Insuccès des antiphlogistiques. Guérison par le sulfate de quinine.*

Février 1833. Chaudepisse peu grave chez un sujet faible, irritable et qui se lamentait beaucoup. Un jour où soufflait le vent du nord-est, il dut séjourner dans une boutique ouverte, ce qui fut là la cause probable d'une douleur qui survint quatorze jours après dans la hanche droite et s'irradia dans la région inguinale.

Je vis le patient le soir même. Pouls fébrile et frissons. J'ordonne le repos au lit, les boissons chaudes contre ces symptômes rhumatismaux. Les douleurs disparurent la nuit et le malade sortit le lendemain matin.

Mais le soir à six heures les douleurs reparaissent et s'étendent au testicule droit avec cuissons et élancements. Fièvre plus forte que la veille. Malaise considérable. La chaudepisse coule faiblement. Mixture antiphlogistique

laxative, douze sangsues sur la région malade, applications
chaudes. Je crois à une métastase de la blennorrhagie, cau-
sée par le froid et portant sur le cordon spermatique, car
les douleurs et le gonflement de l'épididyme sont relativement peu prononcés. Les sangsues et les applications locales ne produisent aucun effet, la fièvre et la douleur ne
diminuent que tard dans la nuit après une chaleur intense
et une sueur abondante.

Cet accès revenant le soir commence à être suspect ; mais
le patient n'était jamais sans fièvre, la douleur ne subissait
que des variations sans importance et devenait seulement
insupportable au moment du paroxysme fébrile. La fièvre
avait le caractère des nerveuses gastriques, ce que confirment
l'état de la langue, l'urine trouble et argileuse, et la consti-
pation.

Le quatrième jour, on ordonne un vomitif qui agit bien,
fait rendre des mucosités teintées de bile, et provoque
quelques selles. Néanmoins à six heures du soir, accès plus
violent que les autres, avec hallucinations et délire. A dix
heures, retour de la raison et de la connaissance, mais continuation de la fièvre et des douleurs les plus violentes,
s'étendant de la région inguinale jusqu'à la ligne médiane.
Le patient se rappela que pendant un certain temps il ne
savait pas ce qu'il faisait et disait.

L'augmentation rapide du paroxyme allant jusqu'au délire et sa cessation en quelques heures avaient quelque chose
de surprenant, se rapportant moins à une fièvre nerveuse
continue qu'à une intermittente insidieuse, quoique le
frisson fît défaut.

La sueur abondante qui terminait l'accès ne diminua pas
la douleur de l'aine et ne soulagea pas le malade ; il n'y
avait donc pas de crise complète à attendre de ce côté.
Néanmoins après avoir administré un vomitif, on se décida
à donner le lendemain matin deux grains de quinine toutes
les trois heures jusqu'à l'arrivée du paroxysme. Huit grains,
dose relativement forte pour la constitution du malade,
furent ainsi pris. L'accès vint une heure plus tard, mais
sans avoir perdu de son intensité. Des applications froides
sur la tête apaisent les hallucinations et le délire et ramènent
le calme et la raison.

Après quelque hésitation pour savoir si la quinine serait
continuée ou suspendue, on augmenta la dose qui fut por-

tée à trois grains toutes les trois heures. L'accès suivant perdit de sa force. Le délire manqua et il n'y eut que de l'agitation et de l'inquiétude. La douleur inguinale et abdominale fut également moins forte; elle mit cependant quatorze heures à diminuer peu à peu et s'exaspéra à plusieurs reprises et irrégulièrement.

La quinine ayant été donnée pendant cinq jours à doses décroissantes, un accès survint le 2 mars après une vive émotion morale. On donna de nouveau une dose suffisante du médicament et aucun paroxysme ne se montra plus.

Le 9 mars, le patient put sortir et resta définitivement guéri.

Pendant toute la durée de cette affection la douleur et le gonflement du testicule furent insignifiants, pendant que les souffrances du cordon spermatique dans l'aine étaient insupportables. Il semble que le péritoine voisin a dû participer au mal. On ne peut guère attribuer les accidents à l'étranglement de ce cordon par l'anneau abdominal, sans quoi ils se montreraient beaucoup plus communément.

La cause de cette névrose rebelle était évidemment plus profonde.

Obs. V. — *Blennorrhagies anciennes.* — *Nouvel écoulement.* — *Epididymite accompagnée de douleurs violentes et d'accès quotidiens, guérison par le sulfate de quinine.*

19 *février* 1833. — Jeune homme atteint plusieurs fois de chaude pisse et de gonflement des testicules. Nouvel écoulement léger, ayant plutôt les caractères d'une blennorrhée bénigne. Dès le 28, on donne le baume de copahu, un peu à contre-cœur cependant, et avec recommandation de le cesser aussitôt que quelque sensation pénible serait perçue dans le testicule. Ce que je craignis arriva bientôt; le 2 mars, après quelques doses de copahu, le testicule fut pris, et le malade dut se mettre au lit. Mais l'épididymite fut si peu importante que, grâce à la position horizontale, aux applications chaudes et aux purgatifs doux, au bout de huit jours on permit une petite promenade.

La course fut-elle trop longue ou le germe de la maladie existait-il déjà, toujours est-il que, quelques jours à peine écoulés, l'état du testicule était pire qu'au début, l'épididyme droit était douloureux et tuméfié. La fièvre était forte et les douleurs s'étendaient à l'aine, à l'hypogastre et à la région rénale ; quoique l'analogie avec le cas précédent fût grande, je crus devoir lui annoncer seulement une simple récidive et toutes ses conséquences.

Le 11 mars, à 4 heures de l'après-midi, accès de fièvre et gonflement inflammatoire du testicule. Le 12, après des applications chaudes et un léger purgatif, amélioration sensible ; les souffrances dans l'aine et les testicules s'étaient fort apaisées, le gonflement seul restait le même. Même traitement, je promets au malade son prompt rétablissement. Mais, dans l'après-midi, à 4 heures, retour des douleurs des plus violentes et agitation extrême.

Après un avant-frisson était survenue une chaleur interne Les douleurs siégeaient moins dans le testicule qu'à l'hypogastre, s'irradiant de l'abdomen en bas, en avant et en arrière ;langue chargée d'un enduit blanchâtre, urines d'un rouge foncé, troubles en quelque sorte ; argileuses, comme dans le rhumatisme et au début de la fièvre intermittente.

Je vis alors clairement que j'avais affaire à la même complication que dans les cas précédents. 16 sangsues sur l'aine et le bas-ventre, que je laissai saigner plusieurs heures, et pour voir si le froid ne conviendrait pas mieux que la chaleur à cette névrose intermittente. Des applications froides furent prescrites localement, mais comme il semblait qu'elles provoquaient une sensation désagréable et un frissonnement, on revint aux lavages chauds. On prescrivit, en outre, du sulfate de quinine après l'accès, dans la matinée du lendemain.

L'accès de l'après-midi suivant fut plus tardif et plus léger, l'agitation moindre, les souffrances encore vives, mais supportables : la nuit suivante meilleure, la sueur du matin moins abondante : bref, on pouvait espérer la cessation prochaine de cette névrose.

On continua le quinine à la dose de 12 grammes par jour. avec un purgatif intérieur, et bientôt les paroxysmes violents du soir se continuèrent ; toutefois les douleurs se montrèrent encore périodiquement plus ou moins vives et ne cédèrent jamais complètement.

Je les combattis avec l'onguent napolitain, l'huile de jusquiame et le laudanum. J'appliquai un emplâtre mercuriel, depuis le sacrum jusqu'à l'aine, le tout sans résultat. Il est à remarquer que la pression avec force sur la région douloureuse était assez supportée et n'augmentait pas les souffrances.

Quatorze jours se passèrent ainsi sans qu'on pût prévoir la guérison prochaine et complète ; le malade ne pouvant ni se tenir debout ni marcher. On essaya de cesser le sulfate de quinine, mais, dès le mois suivant, il y eut un paroxysme avec des douleurs effroyables. Convaincu par cette expérience, le malade (qui peut-être précédemment n'avait pas pris régulièrement ou même avait cessé le quinine), redemande ce médicament et l'ingère à la dose de 16 gr. par jour. La nuit fut déjà meilleure et il ne survint plus d'autre accès. Toutefois un certain degré de sensibilité persista dans l'aine droite, s'étendant de temps à autre vers les côtes et le sacrum, ne disparut pas et se continua jusqu'au mois de mai.

On continua les fortes doses de quinine pendant une semaine seulement, puis lorsque les douleurs eurent diminué et que les exacerbations eurent cessé, on réduisit les doses, de sorte que vers le milieu du mois d'avril on ne donnait plus que 3 gr. par jour, ajoutant seulement une autre dose quand les douleurs du soir menaçaient de devenir plus fortes.

Les observations de Simon sont intéressantes à plusieurs titres. Au point de vue historique, elles sont les premières en date ; au point de vue clinique, elles sont parfaitement probantes et viennent solidement étayer la doctrine que nous défendons. Dans son article *Intermittence*, du Dictionnaire en 30, Littré a bien eu garde de les laisser échapper, mais il n'en parle que pour mémoire, parce que « la pathologie de ces fièvres intermittentes symptomatiques, dit-il, est un objet presque neuf et sur lequel il y a beaucoup de recherches à faire. »

Malgré tout, il semble qu'après lui on n'ait pas davantage entrevu l'importance du sujet, et que ces faits aient passé complètement inaperçus, car, pendant une période de trente ans, nous n'en trouvons plus aucune trace dans les annales de la littérature médicale. C'est en 1866 seu-

lement, que la question fut de nouveau abordée franchement par Cocud, dans un mémoire important (1), où il
rapporte plusieurs observations dans lesquelles le paludisme a fait naître tantôt la fièvre, tantôt la congestion,
tantôt la douleur. Sous ce titre : *Affections chirurgi-
cales troublées dans leur marche par la diathèse paludéenne*, il publiait une observation des plus concluantes
(obs. IXe), que nous allons mettre en regard de celles de
Simon.

Obs. VI.

Le sieur M....... du premier régiment d'artillerie entre à
l'hôpital du Dey le 3 août 1864, atteint d'une uréthrite datant de huit jours, et d'une orchite datant de cinq jours
seulement.

L'écoulement était peu abondant, l'épididyme gauche
était tuméfié au point d'égaler à peu près en volume le
corps du testicule resté à l'état normal. La partie était rouge
et chaude; la pression y faisait naître de vives douleurs,
mais il n'y avait pas de douleurs spontanées. Six sangsues
furent appliquées six jours de suite sur le trajet du canal
inguinal. Le testicule était posé sur un coussin formé
par un drap d'alèze placé entre les cuisses du malade; des
onctions mercurielles y étaient pratiquées et des cataplasmes émollients appliqués plusieurs fois par jour.

Le 10, la résolution était en bonne voie : le testicule
était presque revenu à son état normal et n'était plus douloureux. Le soir, vers cinq heures, le malade fut pris de
céphalalgie et de douleurs lombaires, assez peu intenses
du reste, pour qu'il ne crût pas devoir en parler à la visite
du lendemain.

Le 11, matin, il se trouvait très bien; on lui prescrivit
les trois quarts comme les jours précédents. Il fut bien
portant jusqu'à cinq heures, mais alors il fut pris d'un
accès de fièvre violent.

Le frisson dura plus d'une heure, et fut suivi d'une cha-

____

(1) Cocud. Des complications que la diathèse paludéenne peut ap-
porter aux lésions traumatiques. *In* Rec. de méd., de chir. et de
pharm. milit. T. XVII, 1866.

leur intense et d'une sueur abondante. Il avait une
anxiété extrême, une grande difficulté à respirer, et une
vive douleur à la région épigastrique. En même temps, le
testicule se gonfla de manière à égaler bientôt le volume de
deux poings, au dire du malade, et il devint douloureux
au delà de toute expression.

La douleur s'irradiait le long du cordon testiculaire, et
venait se faire sentir jusqu'au delà de l'ombilic, et se con-
fondre avec la douleur épigastrique. Le médecin de garde
administra une potion antispasmodique contre l'anxiété,
qui était le phénomène le plus apparent.

Le 12, au matin, l'apyrexie était complète, mais la céphalalgie et la rachialgie étaient considérables. La bouche
était amère et le testicule douloureux; il avait diminué de
plus de moitié, à ce que disait le malade, mais il avait
encore le volume du poing.

Nous avions affaire à un accès de fièvre avec une congestion du testicule, que l'on pouvait comparer aux accès
de fièvre avec congestion cérébrale, pulmonaire, etc.,
qu'on observe assez souvent.

Nous n'en n'avions jamais vu de semblables, mais l'analogie avec ceux dont nous parlions était tellement évidente
à nos yeux que nous ne pouvions pas conserver le moindre
doute. La veille, il y avait eu à la même heure un accès
prodromique qui indiquait le type; nous étions bien per-
suadé que nous aurions un accès du même genre le soir,
à cinq heures ou plus tôt, si nous n'intervenions pas ; il
nous paraissait curieux d'attendre l'événement, mais les
douleurs avaient été si vives, la disproportion entre les
deux accès avait été si considérable, que nous résolûmes
d'agir. L'anxiété précordiale qui avait existé nous paraissait d'ailleurs appartenir à un accès pernicieux, et il
ne nous était pas permis d'exposer le malade à un second
accès semblable qui aurait pu être mortel. Une potion
vomitive fut administrée aussitôt, et un gramme de sulfate
de quinine fut prescrit pour le moment où les vomissements auraient cessé. Vingt sangsues furent appliquées en
deux fois sur le trajet du cordon testiculaire, le testicule
malade fut recouvert, comme les autres jours d'onguent
mercuriel et de cataplasmes.

Le soir, il n'y eut ni frisson, ni chaleur, ni sueur, ni
céphalalgie, ni rien qui rappelât la fièvre. Le 13, 20 sang-

sues, pas de fièvre; le 14, vingt sangsues; le 15, dix sangsues
seulement; le 16, on supprime les sangsues, mais on continue les applications mercurielles et émollientes. Le 17,
bouche empâtée : sulfate de magnésie, 45 grammes. Le 18,
la santé est revenue, le malade demande la demie; le 19,
les trois quarts.

Le 21, l'écoulement reparaît ; injection d'azotate d'argent
au 1|50, potion de Chopart, 15 grammes matin et soir. Le
22, même prescription; l'écoulement ne reparaît plus; le
testicule est revenu à l'état normal; la fièvre ne revient pas,
ce malade sort le 29, parfaitement guéri.

« Ici, fait observer l'auteur, la fièvre ne paraît pas avoir
été provoquée par l'affection locale qui se trouvait alors
en voie de résolution. Rien de ce qui s'était passé le jour
même ou les jours précédents n'avait été de nature à
augmenter les accidents locaux ou à provoquer une réaction de l'économie. La céphalalgie et la rachialgie de la
veille, arrivées à la même heure, marquaient, malgré
leur peu d'acuité, un premier accès de fièvre et indi-
quaient le type quotidien. »

« Ce fait, continue-t-il, est le premier de ce genre qui
ait été soumis à notre observation; il était tellement ca-
ractérisé qu'il n'était pas possible de le méconnaître. Depuis, nous avons plusieurs fois retrouvé des faits semblables, mais moins accentués, car ils se produisaient,
au milieu de lésions graves, à symptômes complexes,
sur la valeur desquels l'erreur était possible surtout
quand la lésion locale était peu accessible à la vue et au
toucher, et qu'on ne pouvait la bien connaître que par
des symptômes rationnels. »

Nous ne savons si M. Cocud a publié ses observations;
en tout cas, il nous a été impossible de les retrouver, ce
qui est regrettable, car elles nous auraient peut-être
fourni des éléments pathogéniques nouveaux ou tout au
moins auraient servi à consolider ceux que nous possédons déjà.

Cette observation ne diffère pas des précédentes, le

malade n'ayant jamais eu auparavant de manifestations
d'intoxication paludéenne. Les malades de Simon,
aussi bien que celui de Cocud, ne s'y sont trouvés exposés
que pendant l'évolution de leur orchite, qui avait diminué chez eux la force de résistance à l'invasion malarique.

Du reste, un certain nombre d'observateurs ont mis
en lumière, pour d'autres localisations, ce fait, qu'un
traumatisme peut occasionner des accès de fièvre chez
un individu actuellement soumis à l'action des miasmes.
Berenguier (1) en cite plusieurs exemples et fait observer, comme Dupuytren l'avait indiqué déjà, que la fièvre
traumatique a pour effet de faire éclater des maladies qui,
sans elle, ne se seraient pas montrées. Duboué, de Pau,
n'est pas moins explicite (2), et Mazzoni a été très affirmatif sur ce point, au congrès médical de 1867 : « Les
opérés, y disait-il, n'ont pas seulement à ressentir les
mauvais effets de l'intoxication palustre plus ou moins
lente, puisqu'il arrive malheureusement de voir, après
une opération, se développer une fièvre traumatique
d'emblée (3). » Enfin, nulle part, ce point n'a été mieux
établi que dans les travaux de M. Verneuil et de ses élèves, de sorte qu'il y a le consentement de tous les auteurs.

Nous verrons plus loin comment se comporte l'orchite
qui se déclare sur un malade ayant eu, antérieurement,
des accidents paludiques.

Si nous poursuivons nos recherches historiques, nous
ne trouvons guère d'autres traces de ces indications que
dans les travaux d'Hélye, de Ceccaldi et de Frison, qui
ont évidemment une conviction bien arrêtée et conforme
à la nôtre sur ce sujet, mais qui, malheureusement,
n'ont pas, à notre connaissance, publié les observations
à l'aide desquelles elle a été établie.

Il existe bien encore une observation de Liegey, mais
nous croyons qu'elle trouvera mieux sa place dans un

---

(1) Traité des fièvres intermit., 1865, p. 62.
(2) De l'impaludisme, Paris, 1867, p. 111.
(3) Congr. méd. internation. de Paris, 1867, p. 298.

autre chapitre. Toutes les autres indications, en dehors
de celles-là, sont problématiques, et nous permettent
seulement de supposer que des erreurs de diagnostic
étiologique ont été commises, ce qui est probable, mais
ne peut être directement démontré. C'est ainsi que Vidal
de Cassis signale des malades qui *ont eu sans motif
plusieurs recrudescences d'orchite avec violentes
douleurs.* « Ils gardaient cependant, dit-il, la position
horizontale, étaient soumis à un régime doux et n'avaient
commis aucune imprudence. »

Et quand il ajoute, un peu plus loin, que certaines
époques de l'année, certains états de l'atmosphère, sont
favorables au développement de l'orchite, dont le nombre
s'accroît au point de simuler une épidémie, nous nous
laisserions, sans trop de peine, entraîner à croire qu'il
n'a pas été bien loin d'y saisir l'intervention de la malaria. Mais, nous le répétons, tout se borne à des conjec-
tures, et, pour ne pas compromettre notre cause, nous
devons écarter toutes les observations douteuses que nous
avons rencontrées en grand nombre dans les auteurs.

En ce qui touche ces dernières années, nos investigations ont été infructueuses. Cependant, ayant interrogé sur sa pratique particulière M. le professeur
Verneuil, nous en avons reçu la communication suivante :

« J'ai vu jadis des faits absolument semblables à ceux-
là. Je ne connaissais point les faits de Simon ni ceux de
Cocud, alors que j'étais à l'hôpital du Midi, mais j'avais
vu, depuis bien longtemps, des cas d'orchite accompagnée de douleurs violentes survenues subitement et compliquées d'une tuméfaction très considérable du testicule.

« Dans ces cas, on diagnostiquait l'envahissement du
testicule lui-même, pris après l'épididyme. C'est alors
qu'on appliquait les sangsues en abondance, les débride-
ments de la tunique albuginée ou de la vaginale.

« Je ne sais comment j'y ai été conduit, mais je n'ai
jamais pratiqué les opérations susdites, et j'ai même
renoncé aux sangsues.

« Le sulfate de quinine m'a amplement suffi. Il y a à peine deux ans que j'ai constaté un fait pareil.

« Malheureusement, je n'ai aucun renseignement sur les malades concernant le paludisme, et je ne saurais dire s'il ne s'agissait pas uniquement de faits de névralgies compliquant une inflammation. Je me promets bien d'interroger les malades à l'avenir. »

Cette note de l'éminent chirurgien a pour nous une importance considérable, quelles que soient d'ailleurs les lacunes qu'elle présente. Pour en bien faire saisir toute la portée, nous devons ajouter qu'elle avait été écrite par M. Verneuil, bien avant que nous lui ayons communiqué nos propres observations, et notre intention d'en faire l'objet d'une étude spéciale. Il en résulte que M. Verneuil avait songé, depuis quelque temps déjà, à rechercher dans ces faits l'existence des manifestations paludéennes, et qu'il n'attendait que l'occasion de nouvelles études cliniques pour vérifier ses vues théoriques. Aussi, dans ces conditions, les considérons-nous volontiers comme une confirmation, au moins partielle, des nôtres.

Il résulte de l'exposé précédent que les termes du problème dont nous avons entrepris de chercher la solution définitive avaient été fort nettement posés à différentes reprises par plusieurs auteurs. Mais les choses étaient toujours restées en l'état, et c'est à cela que se réduisent les seuls documents de quelque valeur qu'il nous ait été possible d'analyser; si quelques-uns nous ont échappé, nous ne pensons pas qu'ils soient nombreux.

Nous avons recueilli deux observations personnelles absolument taillées sur le même modèle que celles de Simon et de Cocud, et qui représentent identiquement le même type symptomatologique. Obligé que nous sommes de restreindre l'étendue de notre travail, leur publication constituerait une longueur sans intérêt et sans profit, puisqu'elles n'ajouteraient rien à ce que les autres nous ont appris.

Nous ne mentionnerons également que pour mémoire

— et aussi pour saisir l'occasion de remercier ici un de nos plus distingués professeurs agrégés et médecins des hôpitaux, M. Paul Reclus, de l'aimable obligeance qu'il a mise à nous permettre de faire des recherches sur ce sujet, pendant les vacances qui viennent de s'écouler, dans son service de la Pitié et dans celui de l'hôpital du Midi, — nous ne mentionnerons, disions-nous, que pour mémoire, deux cas d'épididymite blennorrhagique observés sur des malades qui avaient eu autrefois les fièvres, et dont les accidents actuels nous avaient paru entachés de paludisme. Il ne nous a pas semblé, en effet, que leur forme fût suffisamment concluante pour mériter de trouver place ici, quoiqu'ils aient été soumis avec succès au traitement quinique par la voie stomacale et par les injections uréthrales, d'après la méthode que nous préconisons. Du reste, elles cadreraient mieux dans la division suivante que nous allons maintenant établir.

Dans les premières observations — de Simon et Cocud — le développement des accidents palustres avait été provoqué par l'apparition d'une orchite symptomatique. Il s'agissait de sujets depuis plus ou moins longtemps assiégés par la malaria dont les attaques étaient facilement repoussées grâce à l'énergie de la résistance vitale. Lorsque l'orchite est venue ouvrir une brèche dans l'organisme, créer un lieu de moindre résistance, les miasmes en ont profité pour l'envahir et c'est alors seulement qu'il a protesté avec violence.

Si nous supposons, au contraire, que l'organisme ait déjà été occupé par les agents de la malaria, nous assisterons très probablement à des manifestations d'un ordre tout différent, quand apparaîtra l'orchite : l'organisme essaiera encore de réagir contre la maladie, mais il le fera avec les actes propres à son nouveau tempérament morbide : le tempérament palustre.

La caractéristique pourra être dans ce cas beaucoup moins franche que précédemment, le paludisme étant susceptible de se manifester, non seulement avec son cortège ordinaire de symptômes, mais encore à l'état larvé. Dans la première combinaison, on voit se dérouler avec régularité le processus que nous avons étudié plus haut; dans la seconde, au contraire, les phénomènes propres au paludisme, tels que la fièvre, l'intermittence, les accès sont moins aigus, moins accusés: les modifications apportées dans le processus de l'orchite elle-même sont moins sensibles, les exacerbations congestives intermittentes sont plus sourdes, moins faciles à saisir; seulcment, l'évolution est plus lente, plus insidieuse et la terminaison moins nette, si bien que lorsque le malade est en droit de se considérer comme guéri, il conserve encore une certaine sensibilité, une douleur au toucher, une pesanteur dans l'organo, une irritabilité qui faisait dire à l'un d'eux qu'il sentait bien qu'il y avait encore quelque chose qui couvait. Et, en effet, il arrive qu'on voit survenir le plus souvent, tout à coup, sans motif, une récidive qu'on ne manque pas d'attribuer à un traumatisme hypothétique ou à des excès qui n'ont rien que de physiologique. On assiste au défilé d'une série de ces sortes d'orchite à répétition qui apparaissent à intervalles plus ou moins éloignés, mais d'ordinaire réguliers, s'accompagnant de douleurs irradiantes, d'une extrême violence quelquefois.

C'est ainsi que nous avons vu, dans le service du professeur Mazzoni, un malade qui avait déjà eu trois de ces récidives et dont la quatrième s'accompagna de véritables accès de fièvre, à stades caractéristiques et si bien tranchés, qu'on n'hésita pas un instant à donner la quinine à fortes doses, et les accidents aussi bien de la fièvre que de l'orchite furent enrayés comme par enchantement et contre toute attente.

Ces jours derniers, mon excellent ami, le Dr Colonna Ceccaldi, me rapportait encore un fait de ce genre qu'il a observé dans sa pratique. Il s'agissait d'un garde de Paris, né en Corse, qui avait eu autrefois, dans son pays, des fièvres très rebelles. Il eut une épididymite blennorrhagique dont il fut guéri péniblement une première fois. Au bout d'un mois, survint une récidive accompagnée de douleurs du cordon des plus vives et contre lesquelles toutes sortes de moyens furent employés sans pouvoir empêcher la durée de l'affection de dépasser, de beaucoup même, les limites communes. Ces accidents se reproduisirent de la même façon à plusieurs reprises séparées par des intervalles réguliers et ne purent être arrêtés que par l'administration de la liqueur de Fowler et du quinquina.

Il y aurait, sur ce point spécial, un chapitre des plus intéressants à écrire, afin de bien établir toutes les modalités de l'orchite blennorrhagique qui survient chez les paludiques. Malheureusement, nos observations ne sont ni assez précises ni assez nombreuses pour que nous puissions en arrêter définitivement les termes et songer à combler cette lacune. En nous bornant à l'indiquer, nous ne courrons ni le risque d'égarer les observateurs, ni celui de mériter le reproche d'avoir trop vu, par le simple désir de voir.

Nous croyons néanmoins, ces réserves faites, qu'il est opportun de résumer cette étude en concluant que le paludisme peut compliquer l'orchite blennhorrhagique à des degrés divers :

1° Lorsqu'il n'était encore qu'en puissance, le malade n'ayant jamais eu d'atteintes antérieures, il éclate soudainement et imprime son caractère à l'orchite qui procède elle-même par accès réguliers, séparés par des intervalles de calme ;

2° Lorsque le malade a eu des accidents antérieurs, mais qu'il n'en a plus actuellement, deux cas peuvent se présenter : (a) la fièvre est rappelée franchement et complique l'orchite comme dans le cas précédent; (b) elle demeure larvée et manifeste surtout son influence sur l'orchite en retardant son évolution et en provoquant des rechutes périodiques.

A l'heure actuelle, toute autre conclusion nous semblerait pour le moins prématurée.

CHAPITRE IV.

Orchite paludéenne primitive.

Pouvons-nous décrire une orchite d'origine paludéenne, comme M. Bouisson a décrit une orchite rhumatismale? Tel est le point sur lequel nous désirons attirer plus spécialement l'attention. Nous n'abordons pas, sans une certaine hésitation, un sujet aussi neuf, qui parait étrange à première vue, et que nous allons être obligé de traiter, en restant abandonné à peu près complètement à nos propres ressources. Aussi, commençons-nous par présenter les observations personnelles qui ont servi à étayer le titre de ce chapitre qui est presque, par lui-même, une définition.

Obs. I. — *Fièvres intermittentes.* — *Diarrhée chronique.* — *Orchite aiguë spontanée du côté gauche, avec poussées intermittentes quotidiennes.* — *Sulfate de quinine. Guérison.* — *Nouvelle orchite spontanée du côté droit.*

M... Ah..., d'Alep, 24 ans, est transporté sur un brancard le 26 août 1877, à l'hôpital de Cavak, vers les 10 h. du matin.

On a dû l'aller prendre à bord de la *Belle-of-Dunkerque*, de la Croix-Rouge anglaise, qui ramenait de Varna les soldats malades évacués sur Constantinople.

Ce malade a eu, dans son pays, des fièvres quotidiennes traitées empiriquement et dont il n'était pas débarrassé au moment de son départ. Les fatigues d'une longue traversée (de Smyrne à Constantinople et de Constantinople à Varna) lors de son incorporation, ont contribué à exaspérer la maladie.

En Roumélie, il a eu de nouveaux accès qui ont été traités par le sulfate de quinine.

Après quelques jours de campagne, il est envoyé à l'hôpital de Varna pour une diarrhée affectant, dès le début, la forme chronique ; il y reste un mois, après quoi il est évacué sur Constantinople. A son arrivée dans notre service, nous le trouvons encore dans le stade de sueur d'un accès intermittent ; il est très anémié, le faciès est profondément altéré, la teinte subictérique, la peau est sèche et rude, les évacuations alvines sont très fréquentes et assez abondantes.

L'abdomen, peu rénitent, est à peine sensible à la pression ; le foie dépasse les fausses côtes de deux travers do doigt, la rate est très volumineuse, les ganglions sous-maxillaires et pré-auriculaires sont engorgés, la soif est vive, l'appétit nul.

Régime sévère : vin, fer, sulfate de quinine et opium.

Les accès diminuent d'intensité et sont retardés.

Après huit jours, chlorodyne et noix vomique. Les gardes-robes deviennent moins fréquentes.

Au 15 septembre, les selles sont presque normales, l'appétit est revenu, les forces se sont relevées, et jusqu'au 30 du même mois, le malade n'accuse plus de loin en loin que quelques légers frissons prodromiques qui sont prévenus par l'administration du sulfate de quinine.

A la fin du mois, le malade étant en pleine convalescence, on lui permet de se promener autour de l'hôpital, sur les bords de la mer.

Le 4 octobre dans l'après-midi, par un vent du Nord froid et humide, le malade se refroidit, et, dans la soirée, il eut un violent frisson de près de deux heures.

Le 5, à la visite du matin, il se plaint de douleurs de tête, de chaleur dans la paume des mains, de rachialgie et de pesanteurs dans les bourses. La langue est saburrale.

Dans l'après-midi, survient un accès très manifeste. En même temps, il est pris de douleurs très vives dans les testicules, douleurs qui s'irradient le long des cordons. Il fait appeler l'interne du service qui constate l'existence d'une tuméfaction considérable du testicule gauche, dont le volume augmente rapidement au point de devenir le double de l'autre, à la tombée de la nuit. Cataplasmes laudanisés.

Vers 11 heures du soir, l'accès était terminé et les symptômes locaux commençaient à s'amender. Le malade nous dit le lendemain avoir éprouvé une sorte de détente.

Le 6, un examen attentif et un interrogatoire minutieux ne nous font découvrir l'existence d'un écoulement uréthral ni actuel ni antérieur; de plus, le malade affirme n'avoir reçu aucune contusion et n'avoir fait aucun effort.

D'autre part, l'étendue des dépendances de l'hôpital et la surveillance dont les malades sont l'objet, éloignent toute idée de marche forcée.

Nous trouvons le scrotum un peu rouge, très peu distendu, glissant facilement sur les tuniques sous-jacentes. Le testicule gauche est de moitié plus volumineux que l'autre, lisse, douloureux à la pression. L'épididyme et le cordon paraissent sains, et le malade trouve que les bourses sont beaucoup moins volumineuses et moins tendues que la veille. Enfin, les douleurs spontanées sont presque nulles.

Nous diagnostiquons une orchite aiguë due probablement à un traumatisme, malgré les assertions contraires du malade. Les accès nous semblent donc avoir été une simple coïncidence. Prescription : sulfate de quinine 0,50 centigr. Cataplasmes émollients.

Vers les deux heures après-midi, le malade a un nouveau frisson d'un heure, suivi de chaleur et de sueur ; en même temps reviennent les douleurs vives aiguës qu'il avait déjà ressenties la veille, mais s'irradiant le long du cordon, dans les reins, le long de la cuisse, et si violentes cette fois, qu'elles faisaient pousser des cris au malade.

L'interne, appelé auprès de lui, le trouve très agité, avec une fièvre intense, 40°3; les bourses rouges, luisantes et tellement douloureuses que toute exploration est impossible.

En présence de douleurs si aiguës, il fait appliquer sur le cordon cinq sangsues, qui procurent un soulagement relatif. Le gonflement diminue et le malade peut reposer la nuit.

Le 7 au matin, fièvre modérée, céphalalgie, courbature, pesanteur dans la région inguinale gauche et sur le trajet des cordons. Le testicule gauche, plus gros que la veille, a acquis le volume d'un œuf de dinde, quoiqu'on nous affirme qu'il a diminué dans la nuit.

D'autre part, le malade se plaint d'une douleur siégeant

au niveau de la région splénique, qui est, en effet, sensible à la pression. La rate, déjà très volumineuse auparavant, nous paraît avoir manifestement augmenté de volume et le malade trouve son ventre gonflé.

Un gramme de sulfate de quinine à l'intérieur et continuation des cataplasmes sur les bourses.

Le soir, l'accès a diminué et les douleurs des testicules sont moins violentes; toutefois, il y eut encore, comme la veille, une petite poussée avec une légère augmentation de volume de la glande durant la période fébrile, suivie de la diminution de volume du testicule.

Le 8, le malade est beaucoup mieux que la veille; le testicule est moins gros, moins tendu et certainement moins douloureux à la pression. Même traitement.

Le soir, léger frisson de courte durée, accompagné de chaleur peu intense, mais une céphalalgie très fatigante tourmente le malade jusqu'au milieu de la nuit.

Au dire du malade, les testicules auraient encore été le siège d'une nouvelle congestion et d'un peu de douleur.

Du 9 au 16, avec la continuation des antiphlogistiques et du sulfate de quinine à l'intérieur, tous les symptômes allèrent en s'affaiblissant, le malade n'eut plus que des frissons non suivis de réaction, qui finirent eux-mêmes par ne plus revenir, et les testicules diminuèrent de volume.

Le malade quitta notre service le 10 octobre pour aller en convalescence, sur une vieille frégate transformée en hôpital, et ancrée vers la pointe du Sérail.

Le 25 du même mois, il est renvoyé dans notre service pour une nouvelle orchite du côté droit, survenue, comme la première, sans cause appréciable et précédée d'un accès intermittent.

Cependant, cette fois, les symptômes sont bien moins accusés, les accès plus légers et les phénomènes de congestion du testicule moins violents.

Le malade est soumis au même traitement que la première fois. Antiphlogistiques et sulfate de quinine. La résolution survint rapidement et, quinze jours après, ce testicule semblait avoir repris son volume normal.

Nous avons cependant gardé deux mois encore ce malade dans notre service, parce qu'il éprouvait de temps à autre des douleurs névralgiques dans les bourses, et que le testicule gauche subissait une diminution graduelle de vo ume telle qu'à la fin du second mois il n'était pas plus gros qu'une noisette.

Il était coiffé par l'épididyme qui n'avait pas participé à cette atrophie.

La glande du côté droit avait le volume physiologique et restait stationnaire.

Le sperme n'a pu être examiné; à cette époque le malade échappe à notre observation.

OBS. II.—*Blessure par coup de feu.— Rappel de fièvre intermittente. — Orchite intermittente du côté gauche, puis du droit. — Guérison par le sulfate de quinine.*

E... Oss..., de Brousse, âgé de 29 ans, est marié depuis six ans et n'a eu qu'un enfant.

Pas d'antécédents héréditaires. Ses parents habitent Constantinople, lui n'est établi à Brousse que depuis huit ans.

Sous-officier dans l'armée d'Osman-Pacha, il a reçu à Plewna, pendant la défense du camp retranché, un coup de feu qui a produit un séton au tiers supérieur interne de la cuisse droite.

Lorsqu'il entra dans nos salles, le 12 janvier 1878, sa blessure n'était pas encore cicatrisée, et il était atteint d'une orchite double depuis deux jours.

Parmi les antécédents de ce malade, on ne trouve ni chaudepisse, ni accidents vénériens, rien que des fièvres malariques. Les premières atteintes de fièvre intermittente remontent à sept années; les accès, d'abord très violents, se produisaient avec le type tierce, puis allaient en diminuant insensiblement d'intensité pour disparaître au bout de quatre mois, sans que le malade fît autre chose que de suivre un traitement empirique, par conséquent sans sel de quinine.

L'année suivante, il était repris encore, mais cette fois la fièvre devenait *quarte*. Il resta ainsi cinq ou six mois sans suivre aucun traitement, et, comme la première fois, la fièvre disparut, si bien même que depuis cette époque il s'en crut complètement débarrassé.

Néanmoins le malade, dans son historique, accuse l'apparition de différents malaises et d'indispositions passagères qui peuvent bien être considérés comme des réveils de son affection latente et des accès erratiques.

Mais, voici que, depuis le moment où il a été blessé, de nombreux accès intermittents à périodicité éloignée se sont montrés ; le malade ne les a pas notés exactement, mais il affirme qu'ils se répètent tous les huit ou dix jours.

Il raconte que lors de son évacuation de Varna sur Constantinople, il aurait attendu plusieurs heures sur la jetée le moment de son embarquement et aurait pris froid.

Le soir même, à bord, il aurait été pris de frissons violents pendant près de deux heures, suivis de chaleur, de sueurs et de courbatures ; en même temps, il aurait ressenti des douleurs pungitives et de la pesanteur dans les bourses, dont le volume se serait considérablement augmenté dans la nuit.

Le malade déclare, en outre, de la façon la plus positive, que ces parties n'ont subi aucune violence, qu'il n'a fait aucun effort et ne peut attribuer qu'à la fatigue le développement de la tumeur.

Le 13, au matin, nous le voyons pour la première fois et son état est le suivant : Le scrotum est un peu rouge, le testicule gauche a environ trois fois son volume normal ; quoique très tendu au toucher, il a plutôt une consistance élastique ; l'épidydime est manifestement gonflé, mais il est difficile de dire la part qui revient à chacune des parties dans le développement de la grosseur, parce qu'elles sont le siège de douleurs excessivement vives qui s'irradient le long du cordon.

Le testicule droit est bien un peu douloureux à la pression, mais il n'est pas tuméfié. — Inappétence.

La plaie de la cuisse forme un séton simple, en voie de guérison, et que nous traitons par le drainage et les pansements salycilés.

Traitement de l'orchite :

Pommade mercurielle belladonée, cataplasmes. — Élévation des bourses.

14 janvier. — La journée d'hier a été bonne. Ce matin, le gonflement et les douleurs sont amoindris, cependant le malade éprouve un malaise général, il n'a pas d'appétit et se trouve fatigué. Rien de notable du côté de la plaie.

Eau de Sedlitz. — Même traitement.

Le soir de ce même jour, le malade a des frissons accompagnés d'une fièvre très forte. Le gonflement augmente aussitôt et devient en peu de temps le double de ce qu'il était ; puis surviennent des douleurs d'une violence extrême et tellement intolérables que le médecin de garde appelé auprès du malade, fait appliquer immédiatement six sangsues le long du cordon.

15. — Nous trouvons le malade beaucoup mieux. Les sangsues ont produit un amendement considérable, aussi bien en ce qui concerne les douleurs que le gonflement.

16. — Même état. Le testicule semble plus mou.

Dans la soirée, le malade est repris de frissons suivis de chaleur et de sueur ; selon lui, il s'est produit un nouveau gonflement du testicule, moins considérable que précédemment, mais accompagné de douleurs aussi fortes.

Frappé de l'intermittence de ces accès et de leur régularité, nous interrogeons le malade sur ses antécédents au point de vue des fièvres paludéennes, et il nous raconte ce que nous en avons dit plus haut.

Portant alors notre examen du côté de la rate, nous la trouvons très douloureuse à la percussion et presque doublée de volume.

Traitement : Sulfate de quinine 0,68 centigr. matin et soir.

19. — Le malade a eu un petit accès la veille, mais presque insignifiant ; le testicule a diminué d'un tiers, les douleurs ont disparu.

A partir de ce moment, l'amélioration se poursuit ; le testicule diminue graduellement de volume.

Deux mois après, lorsque le malade quitte le service, le testicule gauche est toujours plus gros que le droit.

Il présente dans presque toute son étendue un certain degré de mollesse, excepté au niveau de la tête, où l'on sent une sorte de noyau d'induration. Pas de renseignements ultérieurs.

Obs. III. — *Orchi-épidydimite douloureuse intermittente. — Ascite et anasarque, suite de fièvres paludéennes rebelles. —* (Baldrian et Girerd.)

Abc..., de Smyrne, âgé de 31 ans, ayant eu plusieurs recidives de fièvre intermittente dont l'invasion remonte à treize mois, entre, le 15 février, dans le service de M. Baldrian, pour la même affection. Cette fois, la fièvre paraît avoir revêtu le caractère typhoïde, puisque la colonne de diagnostic portait : convalescence de fièvre typhoïde.

Il porte également une congélation au troisième dégré du gros orteil droit, subie pendant son évacuation.

A cette époque, il avait le teint chloro-anémique, le foie et la rate étaient engorgés ainsi que les ganglions cervicaux, sous-maxillaires et inguinaux; il était faible, et sa convalescence ne se déclarait pas franchement.

Soumis aux préparations de fer et de quinquina, il sentit l'appétit renaître un peu, et, à la fin du mois, il mangeait la demie qu'il digérait bien.

Ce régime fut continué jusqu'au 5 mars, et cependant les forces toujours languissantes ne se relevaient pas. Le pouls était plutôt lent que fébrile, la face rude et décolorée, le ventre souple et indolent, la région splénique sensible à la percussion, et les selles étaient naturelles.

Le malade accusait de loin en loin quelques légers frissons prodromiques de la fièvre, qui était prévenue par l'administration d'extrait de quinquina.

Cependant, la faiblesse générale augmentait progressivement, les poignets et les malléoles s'infiltraient, et la diarrhée ne tardait pas à survenir, peu abondante, mais très tenace.

Retour au régime sévère; préparations opiacées.

20 mars. — Les symptômes s'aggravent au lieu de s'amender, l'abdomen se développe transversalement; à l'anasarque vient se joindre l'ascite.

Albumine dans les urines. Frictions avec la teinture de seille et de digitale, préparations diurétiques, toniques, fer, quinquina.

Sous l'influence de ce régime l'organisme se relève un peu. L'œdême diminue, la diarrhée a cessé, les forces augmentent.

Vers la fin du mois, à la suite d'un léger refroidissement, les accès se reproduisent, légers les deux premiers jours.

Le 2 avril, pendant un violent accès, le malade accuse une vive douleur dans les bourses. L'interne, appelé auprès de lui, trouve le scrotum rouge, tendu, luisant, chaud;

les deux testicules sont de la grosseur d'un œuf de dinde, très douloureux à la pression. Lavements laudanisés, embrocations belladonées.

. Le 3 avril, au matin, les douleurs ont disparu, la tuméfaction est beaucoup moindre; on donne au malade du sulfate de quinine pour prévenir la fièvre.

Le lendemain, nouvel accès, mais moins fort, et accompagné d'une nouvelle poussée du côté des testicules.

A ce moment, notre confrère, à qui nous avons communiqué les faits précédemment observés par nous d'orchite intermittente, veut bien nous faire voir son malade.

Le testicule gauche est beaucoup plus gros que le droit, ce qui nous semble tenir uniquement à la présence d'un peu de liquide dans la vaginale. Celui de l'autre côté peut être considéré comme physiologique. Les épidydimes sont durs, comme empâtés; sur celui de droite, au niveau de la tête, on trouve un noyau induré.

L'état général s'améliore insensiblement, le malade quitte le lit, se promène, prend l'air.

. Rien à noter jusqu'au 25.

. A cette date, sans cause connue, le malade est repris de fièvre intermittente; tout au plus pourrait-on accuser un vent du nord humide et froid qui soufflait depuis deux ou trois jours.

. Un accès très violent, survenu le 27, est accompagné d'une nouvelle orchite très douloureuse. Mon collègue, M. Baldrian, étant alors malade, le sujet passa dans mon service.

. Lorsque nous le voyons le lendemain, il est très abattu, courbaturé.

. Il nous dit que les parties sont moins douloureuses, mais que, contrairement à ce qui a eu lieu les autres fois, la tuméfaction n'a guère diminué.

. A l'examen, nous trouvons, à droite, un épanchement considérable qui ne nous permet pas de nous rendre exactement compte de l'état des parties.

. 0,75 centigr. de sulfate de quinine le matin, autant à midi. Les accès reviennent de moins en moins forts, entraînant après eux quelques douleurs dans les bourses, mais pas de nouvelle tuméfaction.

. Malheureusement, à la place des accès, il s'établit une fièvre lente, qui coïncide avec la réapparition de la diarrhée,

devenue bientôt ooliquative, tandis que l'œdême s'em-
pare de nouveau des membres inférieurs, gagne insensiblement les parois abdominales, distend le scrotum, qui
devient énorme et ne permet plus de reconnaître l'état des
parties.

Bientôt encore des plaques de purpura se montrent au-
devant du cou-de-pied, au-dessous du genou droit et dans
la région périnéale.

Bref, tous nos efforts sont impuissants à relever cet organisme débilité. Le facies prend le caractère hippocra-
tique. Le pouls baisse de fréquence et le malade succombe
sans agonie le 13 mai.

L'autopsie n'a pu être faite.

Obs. IV. — *Développement rapide de certaines tumeurs
sous l'influence d'accès fébriles incomplets.* (Dr LIÉGEY.)
(*Union médicale*, 1850. p. 291.)

M. M... cultivateur, des environs de Rambervillers,
49 ans. Pas de maladies antérieures, jamais d'affections
vénériennes. Porte depuis quelques années un engorgement indolent du testicule droit, ayant acquis le volume
d'une grosse noix.

En décembre 1849, M. M... eut une fièvre intermittente
quotidienne avec les trois stades. Traitement sans méthode par le sulfate de quinine durant un mois.

Le 12 janvier, la fièvre reprit son intensité première,
tout en conservant son type quotidien. Traitement irrégulier par le sulfate de quinine jusqu'au mois de mars.

Dans l'après-midi du 26, M. M... se trouvant près de sa
maison avec des enfants qui jouaient avec des pelotes
de neige, s'avisa d'en faire et d'en jeter quelques unes
durant un quart d'heure. Deux heures après, quoique dans
une chambre chaude, frisson intense et de longue durée,
suivi de chaleur, sans transpiration.

En même temps le malade éprouve un sentiment de
tension dans la bourse droite, surtout dans la région oc-
cupée par le testicule, et bientôt il s'aperçoit d'une tuméfaction considérable. En 24 heures, la tumeur scrotale ac-
quiert une fois et demie le volume du poing d'un adulte.

Examen : la peau qui recouvre la tumeur a sa couleur

naturelle : tumeur piriforme ayant sa base et son sommet en haut du voisinage de l'anneau inguinal. Vers son tiers inférieur, rainure circulaire qui la divise en deux : la portion supérieure est fluctuante, et présente tous les signes de l'hydrocèle. Le volume du testicule égale celui d'un œuf d'oie.

Le malade avait de nouveau, chaque soir, des accès de fièvre réguliers.

La tumeur continuait à se développer, *et comme il était manifeste que ses progrès étaient sous la dépendance des accès de fièvre*, je devais songer à combattre ceux-ci. Eméto-catarthique, sulfate de quinine, régime sévère, boissons acidulées et applications sur la tumeur de compresses trempées dans une solution d'hydrochlorate d'ammoniaque.

Ponction de l'hydrocèle le 15 avril, issue de deux bons verres de sérosité citrine. Le testicule, gros comme un œuf d'oie, était lisse et dur.

Le lendemain, le malade se lève ; deux jours après, il sort dans le village. Mais, 48 heures après, la tumeur redevient tendue, et présente des caractères nouveaux. Les parois se durcissent et forment une coque à consistance squirrheuse; un abcès se forme.

Le pus se fait jour par la plaie du troquart. Incision qui donne issue à une certaine quantité de pus.

Le 20, nouvelle incision à la partie postérieure. Issue d'un flot de pus.

Le testicule diminue de volume, la suppuration se tarit et la glande reprend son volume morbide primitif.

L'observation s'arrête là.

L'observation de M. Liégey constitue le seul document sérieux qu'il nous ait été possible de recueillir dans la littérature médicale.

Peut-être ne serait-il pas inutile de rapprocher de ces faits ceux que Bouisson a signalés sous le nom d'orchite rhumatismale. Le célèbre chirurgien, pratiquait, en effet, dans un pays à fièvre, et il semble bien que la plupart de ses malades aient été exposés aux influences du paludisme, mais, il n'en est fait explicitement mention dans aucun de ses cas. Les observations qu'il rapporte sont, du reste, peu nombreuses, dépourvues de détails, et les antécédents des malades ne sont pas notés. Toutefois, voici ce qu'il dit au sujet des contrées habitées ou parcourues par ses malades :

« Aussi l'avons-nous observée de préférence, surtout sous la forme chronique, chez d'anciens militaires et particulièrement chez ceux qui, ayant séjourné en Afrique, avaient été exposés, par des bivouacs multipliés, aux différences si prononcées de température qui ont lieu dans cette contrée entre le jour et la nuit. » (1)

Et quelques lignes plus loin, il ajoute que cette orchite reconnaît souvent pour cause « le refroidissement local subi par les organes génitaux chez certains individus, par exemple chez des bergers qui ont l'occasion de s'asseoir sur la pelouse humide, ou chez d'autres individus que leur profession expose au contact de l'eau froide, tels que les débardeurs, les pêcheurs, les marins ».

Les allures de l'orchite qu'il décrit ont souvent de grandes analogies avec celles que nous attribuons au paludisme : « le rhumatisme chronique du testicule, dit-il, est tantôt la suite du rhumatisme aigu, tantôt il procède par attaques faibles et de courte durée, consistant d'abord en des douleurs, et plus tard en un gonflement de l'organe qui finit par conserver cette augmentation de volume avec ou sans accroissement de consistance. » (2)

Il rapporte le cas (obs. V.) d'un officier âgé de 45 ans, qui, depuis longtemps, éprouvait dans les testicules des douleurs inquiétantes. Ces douleurs, variables en intensité, s'exaspéraient par les changements de température, par les écarts de régime et par le simple refroidissement de la nuit. Les deux testicules, et surtout le droit, étaient deux fois plus volumineux que dans l'état normal, sans saillie de l'épididyme. Le malade éprouvait du malaise dans la région du foie et de l'estomac, amaigrissement notable.

(1) Bouisson. Tribut à la chirurgie, p. 350.
(2) Loco cit., p. 361.

Le traitement antisyphilitique avait été employé sans résultat.

L'auteur institua le traitement balnéaire sulfureux, l'hydrothérapie, et il s'ensuivit une modification favorable équivalente à une guérison (1).

M. Bouisson a noté en outre l'existence de douleurs névralgiques concommittentes à intermittences variables. Il ne semble pas impossible que le chirurgien de Montpellier ait observé des cas de testicules paludéens du genre de ceux que nous décrivons. Les rapprochements que nous venons de faire autorisent cette supposition. Et puis, nous ne devons pas oublier combien sont fréquentes les associations entre ces deux diathèses.

« La diathèse rhumatismale, dit M. Frison, quand elle existe conjointement avec l'infection malarienne ne laisse pas que d'en modifier aussi la manifestation. Habituellement le rhumatisme évolue à sa manière ordinaire et se contente de subir à chaque paroxysme fébrile un véritable coup de fouet qui exaspère tous les symptômes. »

« Il en est absolument de même des névralgies rhumatismales... Quelquefois les deux diathèses, au lieu de rester distinctes tout en se manifestant simultanément, se fondent en quelque sorte l'une dans l'autre. On a observé des rhumatismes articulaires intermittents... »

Ecoutons un peu sur ce point deux éminents pathologistes : « Les névralgies faciales périodiques, disent Trousseau et Pidoux, ne sont nulle part plus communes que dans les pays froids, humides et paludéens à la fois... L'influence du froid humide a la puissance très certaine de manifester ces *réminiscences morbides paludéennes larvées sous la forme d'un accident rhumatismal...* Pour notre compte, nous croyons que si c'est le froid humide qui engendre ces affections, c'est bien probablement l'action miasmatique qui leur imprime le type intermittent. »

(1) Eod. loco.

Ce que Trousseaux et Pidoux disent des névralgies, on peut également le dire de toutes autres manifestations de ces diathèses. Je suis très porté à croire que cette relation existe souvent dans les cas dits d'orchite rhumatismale, et qu'il est nécessaire de remettre le sujet à l'étude.

Nous ne serions pas étonnés que l'orchite paludéenne ait été souvent classée avec l'étiquette d'oreillarde, car, en définitive, si nous sommes le premier à la décrire, d'autres l'ont évidemment observée et ont bien été forcés de la qualifier.

M. Thierry de Maugras cite, dans sa thèse, un cas d'oreillons compliqués de fièvre paludéenne, dont les accès ont été guéris par le sulfate de quinine.

De son côté, M. Jacob, qui le signale (1), dit avoir observé plusieurs cas où l'oreillon semblait avoir éveillé des accès fébriles intermittents. Mais ce n'était là que du paludisme intercurrent.

En compulsant les ouvrages qui traitent des oreillons on rencontre fréquemment des observations écourtées dans le genre de celle-ci, par exemple :

« Un soldat entre à l'hôpital Saint-Martin. Il n'a ressenti aucune douleur dans les régions parotidiennes ; il n'est survenu aucun gonflement. Cependant, il a été pris quelques jours avant son entrée à l'hôpital, d'un gonflement douloureux des deux testicules. Pas de traces d'écoulement blennorrhagique. Il n'a pas reçu de coups sur les testicules. A l'entrée, on observe le gonflement des deux testicules ; les glandes seules sont prises. Le 31, les testicules ont repris leur volume normal ; ils présentent une mollesse remarquable. »

Récemment, le professeur Heller donnait, dans le *Berliner Klinische Woschenschrift*, la relation d'une petite épidémie d'orchites sans oreillons, mais il n'a aucunement songé à rechercher le paludisme. Du reste, les faits d'orchites épidémiques sans gonflement paroti-

(1) Oreillons au point de vue épidémiologique et clinique, R. de Mém. de Méd. milit. T. XXXI, p. 529.

dien primitif, ni secondaire, sont loin d'être rares dans la science. L'un des premiers, Joseph Franck les signala. Après lui, Rocques, Lynch, Goubaud, Jarjavay, Lemarchand, Chauvin, Debize, Mayor, Rilliet, Jobard, Bourges, Sorel, Boyer, en ont rapporté des exemples. Enfin, M. Desbarreaux-Bernard a publié sur ce sujet, sous le titre « orchites sans oreillons, » un important mémoire, paru en 1859, dans le *Journal de médecine de Toulouse*. Malheureusement, dans tous ces travaux, les auteurs se sont attachés à démontrer que ces orchites procèdent de la même influence épidémique que l'oreillon, la poussée testiculaire constituant alors la seule expression de la maladie.

Comme on trouve entre la marche de cette orchite une certaine relation avec celle qui complique les oreillons, on la qualifie de suite sans hésitation. Mais, que de fois, si on songeait à interroger le malade, ne trouverait-on pas des antécédents paludéens qui permettraient d'éclairer l'étiologie? Ces faits méritent d'être signalés afin qu'à l'avenir les observateurs soient plus circonspects et ne laissent pas cette lacune dans leurs relations.

Que des erreurs d'observations aient été commises, cela n'offre rien, somme toute, de très extraordinaire; car, il ne semble pas que les faits de ce genre soient bien fréquents, en France du moins. Mais, nous avons lieu véritablement de nous étonner quand nous voyons de savants cliniciens se refuser à les reconnaître, alors qu'ils sont manifestes et s'imposent en quelque sorte d'eux-mêmes. Voilà pourtant ce qui est arrivé dans un cas que mon excellent ami, le Dr Lelongt, vient de me communiquer.

En 1876, dans un service de chirurgie auquel M. Lelongt était alors attaché comme externe, un malade s'est présenté pour se faire soigner d'une orchite spontanée. C'était un homme de la campagne, marié, qui n'avait jamais eu de chaudepisse, affirmait n'avoir reçu aucun coup dans les parties, ni fait d'effort. Il accusait seule-

ment, comme antécédents, l'existence de fièvres intermittentes. Ce malade affirmait en outre, que ce gonflement des testicules (qui étaient seuls atteints) était
survenu brusquement pendant un des accès de la fièvre
à laquelle il attribuait le développement de sa tumeur.
Toutes les investigations entreprises dans le but de lui
trouver une autre origine furent infructueuses. On
plaisanta le malade sur son invention, et l'orchite paludéenne fut recommandée aux maris faibles, et coupables
d'excursions malencontreuses hors du domicile conjugal.

L'année dernière, il a été soutenu, à la Faculté de
Paris, une thèse fort importante, pour notre sujet, sous
le titre : *Considérations sur une variété d'orchite observée à la Guyane.*

L'orchite de la Guyane décrite par M. le Dr Drago
est une variété très importante et qui mériterait certainement d'être l'objet de nouvelles recherches.

L'auteur est fort embarrassé quand il essaie d'en
découvrir les causes, et celles-ci sont en effet si obscures
qu'il convient d'attendre pour se prononcer.

La fréquence de l'affection fait qu'il s'agit là d'une
sorte d'endémie, dès lors il y avait lieu de chercher dans
les conditions météorologiques l'origine du mal.

La Guyane, comme on le sait, est un pays dont certaines parties sont infectées par le paludisme ; on devait
donc examiner de ce côté.

Mais on ne peut absolument soutenir cette hypothèse.
En effet, si quelques malades avaient eu autrefois des
fièvres intermittentes, un certain nombre des soldats
atteints n'avaient jamais été manifestement paludiques.

Les accidents généraux n'ont jamais accompagné
l'orchite. M. Drago insiste à plusieurs reprises sur ce
point. Les douleurs n'ont jamais présenté le caractère
intermittent, et le repos les soulageait généralement
tout aussi bien que les autres moyens. Jamais l'auteur
n'a jugé à propos d'administrer la quinine, dont on n'est
cependant pas avare dans la Guyane.

D'après l'auteur de la thèse, l'orchite en question s'ob-

serverait également à la Martinique où les fièvres intermittentes sont loin d'être rares, de telle sorte que, tout
rapport étiologique avec la malaria ne devrait peut-être
pas encore être rejeté pour cette considération qu'on ne
l'observe que dans les pays où règne le paludisme.

Nous devons, enfin, nous demander si l'orchite décrite par M. Drago ne serait pas la même que celle observée par quelques médecins anglais et brésiliens,
qui la comprennent au nombre des accidents pro-
duits par la présence de la filaire de Wücherer dans
le torrent circulaire ? « Bancroft, dit M. Bourel-
Roncière (1), mentionne des hydrocèles du cordon ou
de la tunique vaginale contenant un liquide chyleux,
certaines formes d'orchites, de varicocèles, une tuméfaction des ganglions axillaires et inguinaux. »

Il ne nous semble pas qu'il soit possible, pour le moment, et sur la lecture de cette thèse, de se former une
idée exacte de l'état de la question. Les observations de
M. Drago ont avec les nôtres beaucoup de points communs, comme on va pouvoir en juger par les deux exemples suivants que nous lui empruntons.

Obs. V. — *Fièvre intermittente. — Orchite droite survenue sans cause appréciable en 1878. — Orchite gauche en 1879.* (Th. de Drago, obs. XII.)

Auric (Louis), soldat, 24 ans, à la Guyane depuis
26 mois, a fait 2 séjours à l'hôpital, il y a plus d'un an,
pour fièvre intermittente. A été traité au mois de mai 1878
pour orchite du côté droit survenue sans cause appréciable. Le 17 janvier 1879, il se présente à la visite, se di-
sant malade depuis 10 jours ; il éprouve dans le testicule
gauche une légère douleur qui devient intolérable si le
malade reste debout pendant quelque temps et moindre
pendant la marche. Le testicule gauche est bien plus gros
qu'un œuf de poule ; il est dur, lisse, de forme normale,

---

1. D' Bourel-Roncière. — *Archives de médecine navale*, mars, août
et septembre 1878.

L'épididyme est aussi très tuméfié, presque le volume du petit doigt, peau et enveloppe testiculaires normales, rien du côté des organes génitaux internes, pas de blennorrhagie, pas de traumatisme. Le malade est couché et l'on applique sur le testicule une cuirasse de diachylum comprimant la glande.

Le 22. Les bandelettes se sont détachées d'elles-mêmes ; le testicule et l'épididyme ont sensiblement diminué de volume ; nouvelle cuirasse.

Le 23. Ce matin le malade souffre beaucoup, il n'a pu dormir de la nuit, et s'est vu forcé d'enlever les bandelettes emplastiques, ce qui a amené du soulagement ; l'état des parties n'a pas changé, le malade est simplement mis au repos.

Le 24. Potion avec 2 grammes d'iodure de potassium.

Le 30. *Exeat.*

OBS. VI. — *Orchite droite le 15 octobre 1878. — Deux récidives du même côté, le 7 mars 1879, et le 12 octobre de la même année.* (Drago. Obs. XXVIII.)

Récamier (René), 24 ans, vingt-cinq mois de colonie, se présente à la visite le 15 octobre, atteint du côté droit depuis six jours, d'une douleur assez vive pendant la station debout ou la marche ; irradiation dans la fosse iliaque droite. Épididyme et testicule durs, augmentés de volume. Le malade prend pendant dix-huit jours une potion avec un gramme d'iodure de potassium et est mis exeat le 3 novembre, complètement guéri ; l'épididyme et le testicule avaient repris leur aspect et leur volume normaux. Le 7 mars 1879, ce soldat revient à la visite, éprouvant depuis trois jours les mêmes symptômes dans le même testicule ; l'affection a débuté de la même manière, c'est-à-dire que le malade ne s'est aperçu que son testicule et son épididyme étaient devenus volumineux que lorsqu'il a senti une légère douleur. Chaque deux jours on fait deux applications de teinture d'iode, et tous les jours le malade prend un un gramme d'iodure de potassium en potion. Exeat le 22 mars. Cet homme revient le 12 octobre 1879 pour orchite du même côté ; il ne prend rien, reste au repos, et sort guéri le 6 novembre suivant.

M. Drago a observé 63 cas d'orchite. La maladie a siégé 45 fois à gauche et 18 fois à droite. Les récidives n'ont pas été rares, puisque l'auteur les a constatées 8 fois.

L'analyse précédente était à l'impression, lorsque nous avons eu le plaisir de revoir un de nos anciens camarades d'études, M. Dedet, médecin de marine, retour de la Guyane, où il vient de faire une longue station. L'occasion était propice pour nous renseigner sur l'orchite spontanée qu'on observe dans cette colonie.

M. Drago et lui ont pratiqué à peu près à la même époque à la Guyane, mais il semblerait que leur champ d'observation ait été différent. En effet, M. Dedet a observé de nombreux cas de gonflement douloureux du testicule, dont l'origine ne pouvait en aucune façon être rapportée aux causes étudiées jusqu'ici dans les ouvrages didactiques, et qu'il n'hésite aucunement, pour son compte, à faire rentrer dans le cadre étiologique dont il est ici question. Ces orchites s'accompagneraient d'ordinaire, d'après lui, d'accidents plus ou moins fébriles, intermittents ; elles se manifesteraient chez des paludiques, seraient fréquemment sujettes à récidiver périodiquement, et auraient surtout pour théâtre les lieux où l'empoisonnement maremmatique se fait le plus violemment sentir. Enfin, elles se localiseraient sur le testicule.

M. Dedet, qui a lu nos observations, n'hésite pas à considérer les orchites observées par lui à la Guyane comme de même origine que les nôtres. Seulement il a trouvé que cette phénoménisation du paludisme était moins violente, en quelque sorte, que nous ne l'avons observé nous-même. Elle tenait plutôt de la congestion que de l'inflammation.

Il est facile d'expliquer ces différences symptomatologiques. Et d'abord, il faut convenir que la congestion est la manifestation la plus ordinaire du paludisme.

M. Frison a dit avec beaucoup de justesse : pour **qu'une inflammation** succède aux attaques de la malaria, il faut que l'organe fluxionné présente une aptitude particulière à ce processus morbide. Tous ceux qui ont quelque pratique de l'intoxication paludéenne admettent ce principe.

D'un autre côté, il est bien connu que la latitude intra-tropicale épuise, en quelque sorte, dans l'organisme, les dispositions à l'inflammation. Dans les pays chauds, dit Hélye, nous avons des névralgies ou névropathies pharyngiennes, laryngiennes, bronchiques, pneumoniques, dysentériques. En s'élevant vers les pôles, on trouve des pharyngites, laryngites, bronchites, pneumonites, dyssentérites... Ici des fièvres, là des inflammations.

Malheureusement, M. Dedet n'a pu nous donner d'observations écrites à mettre en regard des nôtres. Il savait que M. Drago préparait son travail et pensait que le sujet serait épuisé. Il n'a donc pas pris d'observations. C'est une lacune qu'il appartient à nos confrères de la marine de remplir, et une question qu'ils doivent élucider, écrivions-nous il y a trois ans déjà.

Depuis, un appoint des plus précieux a été apporté à cette étude par M. le Dr Maurel qui consacre un chapitre spécial aux localisations du paludisme sur l'épididyme (1). Nous allons le reproduire en entier :

« CONGESTION ET INFLAMMATION DE L'ÉPIDIDYME. — Avant d'avoir observé à la Guyane, la pensée d'admettre une congestion de l'épididyme d'origine paludéenne m'eût, je l'avoue, trouvé quelque peu incrédule. C'est qu'en effet, je n'avais pas encore adopté les idées que j'ai exposées. Mais si l'on admet ces idées sur le processus de l'accès paludéen et ses complications, je ne vois pas ce qu'il y a de contraire à la logique de croire que ce qui se passe pour le foie et les reins, et, comme nous le verrons bientôt, dans le poumon, le cerveau, etc., puisse se passer dans les organes génitaux.

---

1. Traité des maladies paludéennes à la Guyane, par le Dr E. Maurel. — Paris, Doin, 1883. Voy. ch. XIV, p. 89.

« Ce ne sont plus là, du reste, de simples hypothèses. J'ai vu bien des fois les faits dont je parle et les ai fait souvent remarquer à mes collègues, mes contemporains à la Guyane, qui, à leur tour, une fois leur attention éveillée sur ce point, m'en ont signalé des exemples.

« Je n'ai vu, jusqu'à présent, la congestion de l'épididyme compliquer que les accès de fièvre intermittente. Ce sont les soldats d'infanterie de marine chez lesquels j'ai recueilli la plupart de mes observations.

« Sur le déclin d'un accès de fièvre, qui n'a paru rien présenter de particulier, sous le rapport de l'intensité ou de la durée, le malade se plaint de douleurs assez vives du côté des bourses. L'examen fait alors remarquer que l'épididyme d'un côté est tuméfié, empâté et douloureux a la pression, sans toutefois que la douleur offre le caractère d'acuité que présentent ses inflammations traumatiques ou blennorrhagiques. La peau, quoique tendue, l'est également moins que dans ces dernières affections.

« La première fois que j'observai cette complication, vu le peu de tension de la peau et l'état relativement indolent de la tumeur, je crus pouvoir me dispenser d'une application de sangsues et me contenter de légères onctions mercurielles. Quelques jours après, en effet, la fièvre n'étant pas revenue, le gonflement avait complètement disparu.

« J'avais plusieurs fois interrogé le malade sur ses antécédents vénériens et, malgré des réponses négatives, je m'attendais au retour de l'uréthrite après la disparition de ce que je prenais pour une orchite blennorrhagique ; mais il n'en fut rien.

« Bientôt même des cas identiques se présentèrent à mon observation, et je pus alors, non seulement me convaincre que c'était bien sous l'influence de la fièvre que se développaient ces gonflements épididymaires, mais aussi que la plupart du temps ce n'étaient que des congestions, et établir ainsi un diagnostic différentiel. Quelques cas que j'ai vus ensuite m'ont enfin prouvé

que lorsque la congestion est plusieurs fois répétée, soit
à de longs intervalles soit dans des accès survenant coup
sur coup, à la congestion peut succéder une inflammation légère se traduisant par une induration qui persiste
pendant assez longtemps. On pourrait donc observer et
la congestion et l'inflammation de l'épididyme.

« La première disparaît dans un temps relativement
très court. Quelques jours lui suffisent et le malade,
sans avoir à s'en occuper, reprend le cours de ses occu-
pations.

« Fait sur lequel j'appelle l'attention, c'est qu'une
première atteinte prédispose le malade à de nouvelles.
De sorte que, chez certains malades, on constate une
véritable *congestion de l'épididyme à répétition.*

« Le diagnostic de cette complication et de son origine paludéenne est basé presque en entier sur les
commémoratifs. Mais, en outre, je dois rappeler certaines particularités telles que moins de tension, moins
de douleur et surtout une plus prompte résolution.

« Le pronostic ne m'a paru présenter chez les Européens que peu de gravité. Cependant, dans les recherches que j'ai faites sur ce sujet, j'ai trouvé quelques
cas d'hydrocèle qui ne me paraissent pas avoir d'autre
origine, et de plus je pense que lorsque des indurations
subsistent, elles ne doivent pas être sans gêner la per-
méabilité des canaux de l'épididyme. Enfin la constata-
tion de ces complications, quoique légères, survenues
chez les Européens, m'ont permis de penser que c'est
peut-être par le même processus que se développent
ces hypertrophies éléphantiasiques de tout le scrotum
si fréquentes chez la race noire et tout particulièrement
chez les nègres Boschs qui habitent les rives du Haut-
Maroni.

« J'ai pu, en effet, d'une part m'assurer bien souvent,
après les ponctions palliatives que je pratiquais de leurs
hydrocèles, que ces tumeurs, dont quelques-unes des-
cendaient jusqu'aux genoux, étaient constituées, une
fois vidées, par un gonflement considérable de l'épidi-

dyme; et ensuite il m'a été donné de voir plusieurs fois
ces tumeurs être le siège d'un véritable processus inflammatoire de même nature que ceux qui surviennent de temps à autre dans l'éléphantiasis du pied.

« Le pronostic de la congestion et de l'inflammation
paludéennes de l'épididyme s'aggraverait donc considérablement, si on pouvait les regarder comme le point
de départ de ces dégénérescences si graves.

« Le traitement tout au moins des congestions est des
plus simples. Je n'ai jamais été forcé, je le répète, d'em-
ployer les émissions sanguines; quelques onctions fon-
dantes m'ont toujours suffi. » (1).

OBS. VII. — *Orchi-épididymite paludéenne.* (Observation
recueillie par M. F. Del Rio).

Robert Freagon, originaire de la Jamaïque, âgé de
23 ans, entre le 17 septembre 1883, dans le service de
chirurgie, salle 3 (Hôpital central).

Depuis le 10, le malade souffrait de fièvres diurnes qui
commençaient vers 3 heures après-midi, avec une heure environ de frissons et se terminaient sur les 5 ou 6 heures soir.

Trois jours après, il commença à ressentir de violentes
douleurs dans le testicule droit, et remarqua que non seulement le testicule gonflait chaque jour davantage, mais que
les douleurs augmentaient au moment de l'accès de fièvre.
Cependant, le malade nie avoir jamais eu de maladie vé-
nérienne, non plus que subi de traumatisme d'aucun genre.

A son entrée, le 17, il est sous l'influence d'un accès de
fièvre et se plaint de douleurs dans la région du testicule
droit. T. 38 4/10, P. 92. — On lui administre un gramme
de sulfate de quinine.

18. — A 7 heures du matin, la fièvre a disparu. Les douleurs sont moins fortes, mais l'état inflammatoire persiste.

A l'examen, on constate que l'organe malade a triplé de
volume. L'engorgement porte à la fois sur la glande et sur
l'épididyme.

1 gramme de sulfate de quinine à 1 heure soir, 120 gram-

---

(1). J'ai été surpris de voir que M. Maurel ne faisait aucune mention
de la thèse de M. Drago, non plus que des autres travaux sur ce sujet.

mes de vin de quinquina, localement pommade à l'iodoforme. T. mat. 37 2/10. P. 68. T. soir 38 5/10. P. 84. — A
2 heures de l'après-midi le malade, malgré le sulfate de
quinine, éprouve un accès de fièvre.

19. – Pas de fièvre le matin. — Les douleurs sont moins
fortes, mais le gonflement persiste, 1,50 grammes de sul
fate de quinine à 1 h. 1/2 après-midi. T. matin 37. P. 70.
T. soir 38 4/10. P. 84. La fièvre se déclare sur les 3 heures
de l'après-midi.

20. — Le gonflement du testicule a diminué d'au
moins un tiers, mais la fièvre a persisté jusqu'à 7 heures
du soir. 2 Grammes de sulfate de quinine. T. matin 37. P.
70. T. soir 37 3/10. P. 70.

21. — Le malade est mieux. Pas de fièvre depuis hier et
le volume du testicule diminue. Même traitement. 2 grammes de sulfate de quinine. T. matin, 37 3/10, soir, 86.

22. — Bien que la fièvre soit revenue hier de 4 à 6 heures, il y a amélioration. Le gonflement va toujours en
décroissant. 2 grammes de sulfate de quinine.

23. — Le malade va de mieux en mieux. Pas de fièvre.
Même traitement.

24. — L'orchite a disparu complètement. Il n'y a ni inflammation, ni fièvre, ni douleurs, et le volume des testicules diminue.

25. — Le malade qui se sent très bien demande sa
sortie. Un examen attentif de l'organe permet de constater sa complète guérison.

Durant mon séjour à Panama, j'ai réuni en tout vingt-
trois observations d'orchi-épididymite paludéenne primitive. De ce nombre seize me sont personnelles; des
sept autres cas, trois m'ont été communiqués par mon
collègue et ami le Dr Meurisse, et les quatre autres par
M. le Dr Coroallès, médecin de l'hôpital étranger, l'un
et l'autre m'ont présenté leurs faits comme absolument
démonstratifs.

Dans les seize cas qui me sont personnels, j'ai vu
quatre fois l'orchite se développer sous mes yeux sur
des malades qui étaient déjà dans mon service depuis
quelque temps, trois pour des ulcères phagédéniques,

le quatrième pour une fracture de l'index, et qui ont eu à souffrir d'accès de fièvre intercurrente, à la suite desquels l'orchite s'est développée. L'étiologie, dans l'espèce, ne laissait donc aucune sorte de doute.

Quant au siège de l'affection lui-même, il me paraît aujourd'hui beaucoup moins absolu qu'il y a trois ans; dans certains cas, en effet, le testicule seul a été affecté, tandis que dans d'autres l'épididyme était seul atteint.

En thèse générale, cependant les deux organes sont frappés simultanément.

Le paludisme peut donc déterminer sur le testicule une localisation maladive spéciale caractérisée par une congestion ou une inflammation dont le processus va par poussées intermittentes, précédées d'accès fébriles et presque toujours accompagnées de douleurs névralgiques iléo-scrotales.

La marche de la maladie paraît subordonnée à celle du paludisme lui-même, car j'ai observé un malade qui, durant trois mois, a conservé des accès tierces qui ont tous été accompagnés d'une congestion légère de l'épididyme; j'ai vu plusieurs fois, cependant, les accès francs disparaître et l'orchi-épididymite persister comme une forme larvée du paludisme.

La terminaison elle-même est très variable; souvent le gonflement disparaît avec une grande rapidité sans laisser aucune trace, parfois il reste une induration épididymaire, et dans d'autres cas assez nombreux, le testicule reste plus petit, plus mou que l'autre. Enfin, on observe souvent un épanchement de la vaginale, épanchement qui persiste parfois indéfiniment et devient l'origine de ce que je décrirai plus loin sous le nom d'hydrocèle paludéen.

Comme traitement, il est tout naturellement indiqué de donner de la quinine et des toniques. Localement, je me suis toujours borné à envelopper les bourses d'une couche épaisse de pommade à l'iodoforme, et d'exercer une compression légère avec un bandage ouaté.

CHAPITRE V

Orchite paludéenne chronique.

L'une des particularités les plus remarquables du paludisme, c'est l'aptitude spéciale que chaque atteinte antérieure crée pour une suivante ; c'est aussi la constance avec laquelle une localisation initiale semble servir de noyau à toutes les manifestations consécutives qui viennent se grouper autour d'elle pour la renforcer.

Ainsi, le malade qui est entré d'emblée dans cette sorte d'état diathésique par des fièvres septanes, comme je l'ai vu plusieurs fois, n'éprouvera que rarement une autre périodicité, et celui qui aura été sous l'influence des formes larvées, y reviendra généralement aussi.

De même, une première atteinte d'orchite en appellera fatalement de nouvelles si un traitement curatif ou prophylactique ne l'en empêche, et l'on verra alors à l'orchite simple succéder une orchite chronique.

Le passage de l'une à l'autre est très difficile à saisir. Le testicule paludéen se sclérose et s'atrophie lentement, sourdement, sans réaction.

Tout ce que nous avons pu noter c'est qu'on observe souvent, au début, une excitation génitale qui fait place, dans un temps plus ou moins variable, à une sorte de lenteur, de paresse de l'organe, et finalement à une impuissance fonctionnelle qui éveille dès lors l'attention des malades, et généralement l'organe s'est plus ou moins atrophié.

OBS. I. — *Atrophie des testicules à la suite de fièvres intermittentes, chaudepisse intermittente chronique.*

M..., de Constantinople, âgé de 27 ans, a eu les fièvres durant quatre mois en 1870. Récidive en 1872. A cette date il a souffert d'une orchite du côté gauche, que le médecin aux soins duquel il s'est confié a qualifiée d'orchite par effort, et en 1873, enfin, il a été atteint d'une chaudepisse dont il n'a pu se débarrasser jusqu'à ce jour. De temps à autre, toutefois, l'écoulement passe à l'état de blennorrhée pour reparaître ensuite, pendant une nouvelle période, avec plus d'abondance.

A différentes reprises, M... a eu des retours d'accès fébriles et il a parfaitement observé l'alternance de l'augmentation du flux blennorrhagique avec ces périodes.

Lorsqu'il vient nous voir, en juin 1879, le malade est très anémié; sa rate dépasse les fausses côtes de deux travers de doigt, les deux testicules sont atrophiés et de la grosseur d'une petite noix; les épididymes sont sains, mais l'écoulement est très abondant.

Le malade nous raconte que par suite d'une impuissance absolue il ne peut, depuis cinq ou six mois, se livrer au coït, tandis qu'il a été, avant cette phase, sollicité pendant quelques mois par des désirs vénériens excessivement pressants.

Il éprouvait alors un sentiment de pesanteur dans les bourses et de douleurs sourdes dans la direction du cordon et jusque dans les lombes.

Traitement: Sulfate de quinine et arséniate de soude à l'intérieur. Trois injections uréthrales de solution à 1 0/0 de chlorhydrate de quinine chaque jour.

M... vint nous voir dix jours après le début du traitement. Il était émerveillé de la rapidité avec laquelle l'écoulement avait disparu. Il ne restait plus qu'un petit suintement matinal qui persista encore une quinzaine de jours.

OBS. II. — *Atrophie du testicule gauche; hyperhémie du testicule droit. — Chaudepisse intermittente.*

P..., ingénieur, âgé de 28 ans, originaire de Mâcon, a eu les fièvres intermittentes à l'âge de 10 ans. En 1878, il a contracté une blennorrhagie qui persiste encore à l'état de goutte militaire avec retours à l'état aigu tous les quinze jours environ. Pendant les rechutes, il a de la fièvre et ressent des pesanteurs dans les testicules avec douleurs qui s'irradient le long du cordon. La rate est hypertrophiée. Le testicule gauche est petit et mou, tandis que le testicule droit semble, au contraire, plus gros qu'à l'état physiologique ; il est douloureux à la moindre pression.

Au dire du malade, les rapports sont devenus très laborieux depuis quelque temps.

Pas d'antécédents syphilitiques, P... est un garçon sobre et rangé.

L'examen du sang, fait le 15 novembre 1881, révèle la présence des roues dentées et de nombreux éléments pygmentés.

Le malade est soumis au traitement quinique et l'écoulement est combattu par des injections au chlorhydrate de quinine.

Obs. III. — *Fistule anale chez un strumeux. — Glycosurie latente. — Paludisme antérieur.* (M. le professeur Verneuil).

Le 20 octobre dernier, entre dans mon service à la Pitié, le nommé Leroux, terrassier, âgé de 28 ans.

C'est un garçon de taille moyenne, assez bien construit, et qui présente les apparences de la santé. Bon appétit, bon sommeil, aucun antécédent syphilitique, point d'habitude d'intempérance ; quelques indices de strume sur lesquels je reviendrai.

Leroux vient à l'hôpital pour une fistule à l'anus, ouverte à la fesse gauche, à 3 centimètres à peine de l'orifice anal, elle a succédé il y a une année environ à un abcès du volume d'un œuf de pigeon venu lentement, sans grande douleur, et qui s'est ouvert de lui-même.

A diverses reprises, l'ouverture cutanée s'est fermée, alors, il est survenu de la gêne, de la tension, et un peu de douleur jusqu'à l'écoulement d'une petite quantité de pus fétide.

On n'a jamais constaté l'issue de gaz ni de matières fécales.

Le stylet pénètre à 2 centimètres de profondeur et ne

semble pas parvenir dans la cavité rectale, bien que se dirigeant de ce côté. La peau, autour de l'orifice fistuleux, est légèrement indurée dans l'étendue d'un centimètre.

Avant de pratiquer l'opération que le patient réclame, et qui paraît d'ailleurs tout à fait indiquée, je cherche à découvrir l'origine du mal local. Leroux, ai-je dit, est bien portant; il ne tousse point. L'auscultation, minutieusement pratiquée, ne révèle rien ni aux poumons, ni au cœur. Les digestions sont bonnes, et le teint assez fortement coloré semble exclure toute idée d'un état diathésique sérieux.

C'est du côté des antécédents que je trouve quelque tare.

Notre homme est né d'un père très vigoureux, actuellement âgé de quatre-vingts ans. Il a huit frères et sœurs vivants et bien portants.

Mais sa mère est morte à 50 ans, d'une affection chronique de la poitrine qui a duré plus d'un an; mais dans sa première enfance il a eu des gourmes et mal aux yeux. En 1870, il a été atteint d'une kératite intense qui a guéri lentement, laissant après elle une opacité large et épaisse qui arrête de ce côté le passage des rayons lumineux.

Mais enfin, la marche lente et indolente de l'abcès a bien été telle qu'on l'observe chez les scrofuleux.

Je m'arrêtai donc à l'idée d'un abcès froid de la marge de l'anus, terminé par fistule, et comme je ne voyais pas de contre-indication opératoire, je prescrivis les préparations d'usage, et sans chercher d'autres informations je fixai le débridement au surlendemain matin.

Par bonheur mes élèves, fidèles aux instructions générales que je leur donne, font entrer dans les préliminaires de toute opération l'examen organique complet, et entre autres l'analyse des urines.

Une heure donc avant que le patient fût dirigé vers l'amphithéâtre, l'interne de la salle constata l'existence d'une glycosurie très prononcée.

Je renonçai naturellement à tout acte chirurgical, pour le moment du moins, et procédai à une enquête supplémentaire.

L'interrogatoire fut d'abord absolument négatif: il n'y avait ni altération, ni exagération de l'appétit, ni polyurie évidente, ni dysurie. La peau était saine et n'avait jamais

été le siège d'aucune éruption furonculeuse, prurigineuse
ou autre. La muqueuse buccale, les gencives et les dents
étaient à l'état naturel.

Les désirs vénériens sont peu prononcées, mais les testicules sont petits et mous, avec intégrité des épididymes.
Ainsi donc aucun des signes rationnels du diabète.

L'analyse des urines donne le résultat suivant :

	grammes	
Quantité rendue en 24 heures. .	1,800	
Densité. . . , ...	1,032	
Urée. . . . . . : . . .	36,10	19,50 0/0
Acide phosphorique	4,95	2,75 0/0
Sucre.	36,70	20,40 0/0

C'est alors que, revenant sur la santé antérieure, j'appris
qu'en 1878, Leroux, travaillant à des terrassements dans
les environs d'Angers, avait été atteint de fièvre intermittente quotidienne d'abord, puis tierce, qui avait duré cinq
mois et n'avait cédé qu'à l'administration prolongée du
sulfate de quinine.

OBS. IV. — *Fièvre intermittente. Atrophie des testicules.
Asphyxie locale des orteils et glycosurie consécutives.*
(Dr Rey, médecin de l'*Olynde-Rodrigues*).

Bail, Vital, mulâtre, 18 ans, né au Lamantin, près Fort
de France (Martinique), a toujours été d'une bonne santé ;
il n'accuse comme maladie antérieure qu'une luxation de
la hanche à l'âge de six ans et une pneumonie l'année dernière. Il a voyagé comme novice sur les bateaux de la Compagnie Transatlantique de Fort de France à Cayenne et à
Saint-Thomas.

Parti pour la première fois pour l'Europe, sur la *Désirade* au mois d'octobre 1881, il a éprouvé en passant aux
îles Açores, c'est-à-dire au moment où la température est
d'une vingtaine de degrés inférieure à celle des Antilles,
les premières atteintes de la fièvre intermittente. Les accès
ont présenté le type quotidien. Des faits analogues se
reproduisent très fréquemment pendant cette traversée, et
le paludisme resté à l'état latent jusqu'à cette latitude, se

manifeste alors chez les matelots et les passagers sous la forme d'accès.

. Malgré l'administration du sulfate de quinine, Bail conserva ses accès de fièvre jusqu'à son arrivée au Havre, où pour cette cause, il fut placé à l'hôpital vers la moitié de novembre. Les accès de fièvre cessèrent après un traitement de quinze jours. Le malade était très faible et hors d'état de faire son service, on l'embarqua sur l'*Olinde-Rodrigues* pour être rapatrié à Fort de France.

C'est à ce moment, 25 décembre, que j'eus occasion de l'examiner, il se plaignait de douleur et de gonflement des pieds; leur examen me révéla une mortification complète de tous les orteils, s'étendant jusqu'à leur origine et comprenant même une partie de la peau de la face plantaire des deux pieds, une ligne rosée, d'aspect caractéristique, marquait la limite du sphacèle.

A la suite de conversations avec mon excellent et très distingué confrère, M. le Dʳ Girerd, qu'une heureuse fortune avait amené comme passager sur l'*Olinde-Rodrigues*, et qui préparait un travail sur les manifestations du paludisme sur le testicule, j'examinai les organes génitaux du malade. La verge avait son développement ordinaire, mais les deux testicules étaient considérablement atrophiés; le gauche surtout, présentait à peine le volume d'une aveline, le droit était un peu moins atrophié, tous deux avaient une consistance molle, et ne présentaient ni nodosités, ni indurations partielles, les épididymes conservaient leur volume normal. Interrogé sur le début de l'atrophie de ses testicules, le malade ne peut donner aucun renseignement. Son attention ne s'est jamais portée sur ce point.

M. le Dʳ Girerd, qui avait, heureusement, un microscope avec lui, a pu examiner à loisir le sang du malade, et m'y a fait voir les roues dentées qu'il considère comme caractéristiques du paludisme.

L'urine examinée au point de vue de la présence du sucre, par la liqueur de Fehling, en a révélé une très forte porportion. Nous avons laissé le malade à l'hôpital de Fort-de-France, où je pourrai savoir la fin de cette intéressante observation (1).

---

(1) Je n'ai pas eu l'occasion de revoir depuis M. le Dʳ Rey, pour le remercier de sa cordialité et de son excellent accueil à bord.

Après avoir reproduit les observations précédentes qui avaient servi de base à ma première étude, je me bornerai à noter les résultats des recherches que je viens de faire à ce sujet dans l'isthme de Panama, où j'ai systématiquement observé, pendant deux ans, tous les paludéens qui se trouvaient dans mon service ou qui se présentaient à ma consultation.

Jamais l'atrophie des testicules n'a été notée sur des malades récemment arrivés, ce qui semblerait indiquer qu'elle n'est qu'une manifestation tardive du paludisme. C'est donc plus spécialement sur les gens du pays qu'ont été faites ces observations·

Mes investigations ont ainsi porté sur 350 cas de paludisme sérieux. En même temps, et pour compléter mes recherches sur la glycosurie, j'ai fait examiner toutes les urines, tantôt par M. Aillaud, notre pharmacien en chef, chimiste aussi consciencieux que savant, tantôt par mes aides, et les résultats en sont consignés dans le tableau suivant :

EXAMEN DE 350 PALUDÉENS CHRONIQUES GRAVES AU POINT DE VUE DE LA SCLÉROSE DES TESTICULES.

RACES.	Atrophie complète		Testicules en voie d'atrophie	Totaux.	Sucre dans les urines.
	des testicules	d'un seul testicule.			
Blancs.	4	15	14	33	28
Métis..	15	39	58	112	59
Noirs..	6	19	22	47	25
Totaux.	25	73	94	192	112

Nous n'avons pas noté l'état de l'épididyme qui presque toujours était intact.

Il ne faudrait pas prendre les chiffres de ce tableau trop à la lettre. Ils permettent bien de saisir la fréquence relative de la sclérose testiculaire chez les vieux paludéens, mais ils ne sauraient fournir des données générales ou des moyennes, puisque nos examens ont porté surtout sur les malades le plus profondément et depuis le plus longtemps attaqués par la malaria.

La présence fréquente du sucre dans les urines y sera également remarquée, mais je ne fais ici que la signaler parce que j'ai l'intention d'en faire l'objet d'une communication spéciale. Qu'on me permette seulement de faire observer que la fréquence de la glycosurie est telle à Panama, qu'elle devient presque la règle, après quelques mois de séjour, et quelques atteintes de fièvres, au moins dans le quart des cas, et que parfois elle a acquis une importance assez grande pour que plusieurs de nos employés aient dû être rapatriés de ce fait.

Pour revenir à notre question, je résumerai comme suit les notions que j'ai acquises à ce sujet.

L'orchite paludéenne aiguë peut passer à l'état chronique et entraîner l'atrophie des testicules.

C'est à cette atrophie que nous donnons le nom d'orchite chronique.

De même qu'on peut arriver à la cachexie sans passer par les accès de fièvre, ainsi l'orchite chronique peut survenir d'emblée sans succéder à la congestion ou à l'inflammation aiguë des testicules.

CHAPITRE VI

Uréthrite paludéenne.

De tout temps on a noté que les vissicitudes atmosphériques avaient une influence notable sur la muqueuse uréthrale. (1)

Hippocrate avait déjà fait mention et décrit une épidémie catarrhale dans laquelle les organes génitaux furent souvent compromis (2). A une époque moins éloignée de nous, un médecin Allemand, Henry Bass, signala une gonorrhée épidémique survenue en juin 1730 à la suite de fortes chaleurs auxquelles avait succédé une température froide et humide (3). Semblable épidémie a été signalée à Græfenthal par Winkler (4) et on en trouve deux cas douteux dans le *Recueil périodique de littérature médicale étrangère* de Sédillot (t. I, p. 198, an VII). D'un autre côté Hunter dont l'autorité en semblable matière est incontestable, n'hésite pas à dire : « On sait que l'urèthre peut devenir le siège de la goutte. Je l'ai vu atteint de rhumatisme (5), » mais il ne s'étend pas davantage sur ce sujet, et du reste il ne signale que le rhumatisme et pas le moins du monde le paludisme. Il en est de même des auteurs suivants dont l'opinion mérite néanmoins d'être rapportée ici.

Pour Hecker non seulement si une personne atteinte

---

(1) Voir pour l'historique : *Godin,* Essai sur l'uréthrite rhumatismale. Th. de Paris, 1879.
(2) Epidémies, liv. I, sect. 2, trad. de M. Daremberg.
(3) Obs. anat. chir. méd. p. 286. Halæ, 1731.
(4) Gaz. nat. de méd. all. n° 2, janvier 1798.
(5) Hunter. Traité des maladies vénériennes. Trad. Richelot, p. 62.

d'un catarrhe ou d'un rhumatisme s'expose à la contagion, elle peut contracter une gonorrhée qui tendra à s'éterniser; mais « on peut aussi, sans avoir eu de commerce avec une personne suspecte, contracter une « gonorrhée catarrhale ou rhumatismale, surtout si ces « deux dernières maladies, le catarrhe et le rhumatis- « me, sont alors dominantes. » (1)

Hernandez, en France, admet parfaitement aussi que des écoulements uréthraux puissent reconnaître d'autres causes que la contagion (2).

Schönlein admet une cystcblennorrhée arthritique (3) Requin, Jœgersmid, Mercier, Biett, Ricord, Cullerier, Peter, Martineau, sont du même avis. Les auteurs admettent donc l'existence d'une blennorrhagie rhumatismale.

En ce qui concerne l'influence du paludisme la littérature est moins riche. Nous allons rapporter les seuls faits qu'il nous a été possible de rencontrer.

Obs. I. — *Uréthrite paludéenne intermittente traitée et guérie par la décoction de quinquina.* Extrait des « commercii litterarii ad rei medicæ et scientiæ naturalis, incrementum instituti, etc. Norimbergæ sumptibus societatis litteris adelbulnericanis, Conf. anni 1736, hebd. 27, p. 210 ».

Le D^r Mœhring, dans une communication faite en l'année 1736, rapporte le cas d'un jeune homme de vingt ans, lymphatique, pâle, de mœurs paisibles, vivant chastement, s'adonnant à l'étude, et qui, au mois de juin 1733, se refroidit après une course où il avait sué beaucoup. Aussitôt après, il fut pris de la fièvre commençant par un frisson, une douleur du côté droit, de l'anxiété précordiale et de la dyspnée.

(1) Hecker. Theoretisch pratische Abhandlung über den Tripper. Leipzig 1787; trad. franç. par Jourdan. Paris, 1822, in-12.
(2) Hernandez. Essai analytique sur la non-identité des virus gonorrhéique et syphilitique. Toulon, 1812, in-8.
(3) Schönlein. In Allemeine und specielle Pathologie, 1839.

Le 4e jour de la maladie, un médecin appelé, jugea à propos de pratiquer une saignée.

L'affection suivit son cours jusqu'au 7e jour, sans que Mœhring pût en connaître exactement les symptômes, n'ayant été appelé qu'à ce moment auprès du malade. Alors, en dehors des phénomènes déjà relatés, il observa de la toux, d'abord sèche, puis humide, le 8e jour, et avec des stries de sang dans les crachats.

Le 14e jour, le malade est pris d'expectorations abondantes qui, du reste, n'exercent aucune influence sur la marche de la maladie. Ces accidents sont accompagnés de paroxysmes fébriles à intermittences régulières.

Après deux semaines commence un *écoulement séminal*, accompagné d'angoisse précordiale, et d'une grande tristesse.

Cet écoulement uréthral purulent se reproduit toutes les trois, quatre ou cinq nuits, laissant rarement passer l'intervalle d'une semaine sans réapparaître, et s'accompagnant toujours d'accidents fébriles.

Le jeune homme, guéri depuis longtemps de sa première affection, s'abstient, par pudeur, d'en parler jusqu'au 6 mars 1734, jour où il s'en ouvrit au Dr Mœhring, poussé par la nécessité et à bout de forces, tant il se trouvait épuisé.

Traitement, dont la décoction de quinquina fait la base.

Après quelques jours, l'écoulement diminuait et l'état général s'améliorait.

A plusieurs reprises, l'écoulement disparaît et se reproduit. En septembre, l'écoulement était revenu ; le 1er octobre, il s'arrête subitement, et est suivi d'un violent accès qui remplace l'écoulement.

En avril 1735, le temps étant pluvieux et humide, il survient un nouveau flux qui finit par disparaître définitivement.

Le malade avait parfaitement observé que chaque pollution était immédiatement précédée d'un léger mouvement fébrile. En outre, au début, il ne pouvait faire un repas régulier sans qu'il s'en suivît une éjaculation, tandis qu'après avoir pris de la décoction de quinquina, cet accident ne se reproduisit plus jamais.

Obs. II. — *Blennorrhagie intermittente compliquée de paludisme, traitée et guérie par le sulfate de quinine par Simon.* (1)

Jeune homme. Blennorrhagie légère à la suite d'un coït suspect. Écoulement et douleurs sans gravité et datant de plusieurs jours. Cinq ou six jours après le malade revient, se plaignant d'avoir ressenti la veille de vives souffrances dans le canal, avec écoulement abondant. Les symptômes se sont aujourd'hui presque complètement dissipés. Douleur à peu près nulle, écoulement minime.

Deux jours après, le malade revient, se plaignant d'avoir eu la veille des douleurs vives et un flux abondant, nouveaux symptômes qui ont actuellement cessé.

Le malade remarqua que le jour où les douleurs et l'écoulement avaient reparu, il se trouvait mal à l'aise, était atteint de vertige et de céphalalgie, se sentait triste et incommodé, et ressentait tantôt des frissons et tantôt de la chaleur.

Cette exacerbation manifestement périodique d'une blennorrhagie affectant le type tierce et s'accompagnant de symptômes fébriles me surprit et me conduisit à considérer le mal au point de vue de cette remarquable complication et à diriger le traitement en conséquence.

Après avoir prescrit un vomitif, je donnai le jour de l'apyrexie trois doses de trois grains de quinine. Le prochain accès se montra, mais à midi au lieu du matin, d'ailleurs beaucoup plus léger que les précédents.

Au jour où l'on devait attendre un nouvel accès, il manqua presque tout à fait, et ainsi fut guérie cette chaudepisse tierce, en peu de jours, sans suites fâcheuses, et sans moyens astringents.

J'avoue que je n'avais ni prévu ni attendu de l'emploi de la quinine la cessation totale de l'écoulement et que tout d'abord cette terminaison me rendit un peu inquiet. Mais le malade resta bien guéri et l'est encore.

Ce fait d'une chaudepisse intermittente, c'est-à-dire d'un genre de maladie qui, à ma connaissance, n'a pas encore été décrite, parce qu'elle repose dans le fait sur une

(1) Medecinische Zeitung, 1834. 3ᵉ année, p. 201.

complication aussi rare que fortuite, bien que depuis quelques années le type intermittent s'associe plus ou moins aux autres causes dans chaque maladie, me rappela cinq cas dans lesquels le type intermittent se joignit à un gonflement inflammatoire du testicule causé par une blennorrhagie. (Nous avons reproduit plus haut ces observations de Simon.)

Obs. III. — *Ecoulement uréthral chronique guéri par le quinine.* (Ceccaldi.)

Un observateur habile, dit Hélye, (1) d'une vaste expérience, et qui connaît bien l'endémie algérienne, M. le médecin inspecteur Ceccaldi, rapporte le fait suivant : il fut appelé à soigner, à Constantine, un écoulement uréthral, qui depuis trois mois résistait à tous les moyens employés. M. Ceccaldi reconnaît que cet écoulement était *nocturne*. Il ne laissa point échapper l'indication, et le sel de quinine tarit l'écoulement jusque-là rebelle.

Obs. IV et V. — *Uréthrite, suite de fièvres. Cysto-uréthralgie et écoulement paludéen.* (Hélye.) (2)

« J'ai en ce moment (avril 1863) à l'hôpital, un militaire qui a pris en même temps une fièvre intermittente et un écoulement uréthral : il n'y a point eu de contagion possible. Les deux affections ont guéri simultanément par le sulfate de quinine.

« Tout récemment, fin décembre 1862, à Mascara, j'ai donné des soins à un négociant, atteint d'abord d'une cysto-uréthralgie très pénible. Il urinait à chaque instant et quelques gouttes seulement. Un écoulement blennhorragique *spontané* existait. Tout céda rapidement au sel de quinine et aux cataplasmes chauds sur l'hypogastre. — Huit jours plus tard, je suis appelé de nouveau pour une douleur très aiguë de l'aine droite, du testicule du même côté, coexistant avec un besoin incessant d'aller à la garde-robe; il s'est levé plus de quarante fois dans la nuit, toujours sans résultat, sans aucune excrétion de matière. La douleur du

(1) *Hélye.* Op. cit., p. 81.
(2) *Hélye.* Op. cit., p. 81.

testivule lui donne une vive inquiétude, il l'attribue à des accidents anciens : il n'y a aucun symptôme inflammatoire. Je déclare que c'est la même maladie qu'antérieurement avec un siège différent; je promets prompte guérison, ce qui fut. »

Obs. VI. — *Fièvres intermittentes anciennes. Uréthrite chez un vieillard de 73 ans.* (Personnelle.)

M. X..., arménien, de Constantinople, âgé de 73 ans, est atteint en mai 1879, de récidives de fièvres intermittentes, mais tenant en suspicion les sels de quinine, il se soigne à l'aide de simples, conseillées par de bonnes femmes.

M. X... s'est marié jeune, ses mœurs ont été patriarcales et il n'a jamais eu de maladies vénériennes.

Pourtant, après quinze jours, apparaît un léger suintement uréthral avec rougeurs du méat, survenant en même temps que l'accès et s'amendant après sa disparition.

Le deuxième jour, l'écoulement s'accompagne d'une cystalgie intense, qu'un médecin appelé auprès du malade réussit à calmer à l'aide d'un lavement laudanisé.

Cet état se prolonge encore une quinzaine de jours, durant lesquels le malade prend un opiat contre sa gonorrhée.

Quand, enfin, je vois le malade pour la première fois, l'accès quotidien est modéré, mais je trouve à l'écoulement un caractère si nettement intermittent, que je n'hésite pas à administrer de la quinine.

Dès le lendemain l'amélioration était générale, accès moins fort, écoulement moins abondant, et en huit jours le vieillard était rétabli.

Obs. VII. — *Fièvres quotidiennes. Chaudepisse ancienne rappelée par le paludisme.* (Personnelle.)

N..., ingénieur, âgé de 24 ans, a eu, à un an d'intervalle, deux blennorrhagies à la suite de coïts suspects.

Un an passé dans l'isthme de Panama, un mois de fièvre et pas de rapports depuis près de deux mois, quand, sans cause appréciable, il voit revenir l'écoulement.

Mais le malade a remarqué que cet écoulement coïncide avec la période des accès, et je lui prescris une injection, trois fois par jour, d'une solution de chlorhydrate de quinine, tandis que la fièvre est traitée par les moyens appropriés.

Au sixième jour, il ne reste plus trace, ni de fièvre, ni d'uréthrite.

Toutefois, trois semaines après, le malade a une nouvelle atteinte et de fièvre et de blennorrhée qui cède par les mêmes moyens.

OBS. VIII. — *Fièvres septanes. Ecoulements uréthral suivant la même périodicité.* (Personnelle.)

X..., employé à l'agence supérieure de la Compagnie de Panama, âgé de 31 ans, est dans l'isthme depuis un an.

Il a eu, antérieurement, plusieurs chaudepisses, et le troisième ou quatrième mois de son séjour dans l'isthme, a souffert d'accès de fièvres quotidiennes.

Depuis deux mois, ses accès se manifestent tous les sept jours, et depuis trois septenaires est survenu, sans motif aucun, un écoulement uréthral, dont l'apparition coïncide avec l'apparition de l'accès et dure environ 36 heures, pour disparaître ensuite jusqu'à l'accès suivant.

Un traitement rationnel du paludisme et des injections de chlorhydrate de quinine font disparaître l'un et l'autre.

Nous pourrions multiplier le nombre de ces observations qui sont très fréquentes dans l'isthme.

Il nous suffit d'avoir établi (Obs. I, III, IV, V) *qu'il existe un écoulement uréthral qui peut se produire indépendamment de la contagion et même de toute autre cause mécanique et qui est précédé ou suivi de manifestations paludéennes diverses.*

Dans ces cas, l'uréthrite n'est autre chose elle-même qu'une manifestation, qu'une localisation du paludisme.

D'autres fois, comme dans les observations II, VII, VIII, il y a en quelque sorte évocation, sous l'influence du paludisme, d'une chaudepisse depuis longtemps disparue.

Ce rappel de chaudepisse nous donne une idée de ce qui se passe pour les ulcères qui, après un mois, deux mois et plus de cicatrisation, se rouvrent complètement après un accès de fièvre, par une sorte de résorption, d'autophagie de la cicatrice.

La blennorrhagie ordinaire peut donc être influencée par le paludisme de façon à lui emprunter quelque chose de sa modalité la plus ordinaire, l'intermittence, tout en conservant elle-même sa manière d'être.

« Dans les garnisons de Flandre, dit Grant, où l'on traite la gonorrhée par de fréquents purgatifs, cette affection est presque toujours suivie, en peu de temps, d'une fièvre d'accès. Si la fièvre survient avant que la gonorrhée soit guérie, celle-ci est ordinairement emportée. Les toux d'hiver, dit-il ailleurs, sont souvent compliquées avec les fièvres d'accès ; cette fièvre exige alors un traitement particulier, parce que, dans ce cas, la péripneumonie est l'affection principale et la fièvre ne doit être considérée qu'après elle (1) ».

. . . .

« Les fièvres tierces, d'abord simples, puis pernicieuses après un certain nombre d'années, que Lancisi a observées à la fin de l'été 1694, se jugeaient fréquemment le sixième jour par une hémorrhagie nasale et un flux copieux d'urines épaisses ou par la dysentérie.

Campwell rapporte l'exemple d'une blennorrhagie qui alterne avec une fièvre intermittente. Trois fois de suite la blennorrhagie disparaît quand la fièvre se déclare. Tant que les accès de celle-ci se répètent, point de traces de la phlegmasie uréthrale ; quand les accès de la fièvre cessent, la blennorrhagie reparaît, et *vice versa*.

En ce qui concerne l'uréthrite paludéenne primitive, la symptomatologie en est variable : tantôt ce n'est

(1) Recherches sur les fièvres, t. I.

qu'un léger suintement qu'accompagne un faible accès
de fièvre qui n'offre de remarquable que son intermittente uniformité et sa ténacité; tantôt, le méat présente de la rougeur, il y a de la cystalgie avec écoulement purulent, douloureux, mais jamais aussi pénible
pourtant, que celui des blennorrhagies ordinaires.

Au point de vue de la terminaison, ce qui différencie
l'uréthrite paludéenne de la chaudepisse compliquée
de paludisme, c'est que la première, en général, suit
pour ainsi dire la destinée des autres manifestations
paludéennes.

Dans certains cas pourtant, l'écoulement persiste
après la terminaison de la fièvre et en constitue une
forme larvée.

Je l'ai même vu survenir d'emblée chez de vieux
paludéens.

Il va sans dire que le traitement doit être surtout
dirigé au point de vue du paludisme.

Localement, je prescrivais à mes malades trois ou
quatre injections par jour avec la solution suivante :

    Chlorhydrate de quinine. . . .   2 à 4 grammes.
    Eau distillée. 300   —
    Glycérine.   50   —
        F. S. A.

Cette injection m'a toujours suffi à arrêter les écoulements les plus rebelles.

TABLE DES MATIÈRES